中道的医学
东西方自然医学的复兴与融合

薛史地夫　主编

四川科学技术出版社

图书在版编目（CIP）数据

中道的医学：东西方自然医学的复兴与融合 / 薛史地夫主编 . —成都：四川科学技术出版社，2016.6

ISBN 978-7-5364-8344-6

Ⅰ. ①中… Ⅱ. ①薛… Ⅲ. ①医学—研究 Ⅳ. ①R

中国版本图书馆 CIP 数据核字（2016）第 095574 号

中道的医学：东西方自然医学的复兴与融合

ZHONGDAO DE YIXUE: DONGXIFANG ZIRAN YIXUE DE FUXING YU RONGHE

薛史地夫　主编

出 品 人	钱丹凝
责任编辑	程蓉伟
封面设计	尚上文化
版式设计	九章文化
责任印制	欧晓春
出版发行	四川科学技术出版社
	（成都市槐树街 2 号）
成品尺寸	167mm × 230mm
印　　张	15.5
字　　数	150 千
制　　作	九章文化
印　　刷	三河市华晨印务有限公司
版　　次	2016 年 6 月第 1 版
印　　次	2016 年 6 月第 1 次印刷
书　　号	ISBN 978-7-5364-8344-6
定　　价	58.00 元

目 录

序言一

　　一个多世纪以前，亚伯拉罕·弗莱克斯纳（Abraham Flexner）的报告和美国国会相关政策的出炉，极大地改变了北美和其他地区医学教育的走向和医疗临床实践，自然疗法医师、和疗医师以及其他众多的传统医学被边缘化，生物化学医学模式占据了主流医学的统治地位。这种"临床医生—研究者"的医疗模式，导致西方医疗系统一直将急症治疗与流行病控制作为医疗的核心，其直接的后果就是全球面临的疑难与衰退性疾病的爆发式增长与医疗资源的大量投入。世界各地的健康专业人员渴望将更加贴近自然生活、避免过度使用生化药物与侵入性治疗的康疗方法付诸实践，即是将生物医学中优秀的科学实践与简便、高效的自然疗法相结合的"中道的医学"。薛教授在本书中汇聚了多位精于医道的智者共呈高见，使我们得以洞见医学中的一些真相，这是因为他们都深谙这一"中道医学"的必要性。

　　此书的出版对当今这个充满医疗危机的地球村时代意义重大，薛教授用平凡的语言为我们揭示了东西方自然医学复兴的实质，他在本书中汇聚的这一批具有远见卓识的医道中人，不仅理解"健康—疾病"的连续性，也深刻洞悉生物医学模式和其机械唯物论哲学基础的局限性，尽管该医学体系在以还原论为指导的科学研究和急救手术治疗等领域取得了巨大的成就，但是它存在方向性的错误，我们还有另外一条道路。

正如余东海先生在他的序言中所描述的，中国儒家传统学说中的仁本主义思想是贯穿于东西方自然医学的基本哲学思想，人不仅具有生理（精），也是具有能量（气）和信息（神）的巨系统。未来的医学必须是可以覆盖这三个层次的基于系统分析方法论的全人生命科学。傅海呐（Heiner Fruehauf）教授的章节通过经典中医针对情绪治疗的精彩描述，为我们揭示了"天地万物一体为仁"的传统儒家医学思想在身心医疗中的深远意义与具体临床实践，而这种根植于经典中医文化中的细微的生命能量与精神信息高度融合的现象，在当代的正统医学中已经被遗忘了许久。查理斯·麦克威廉（Charles McWilliam）在关于西方自然医学的历史与发展的论述中进一步拓展了读者对自然医学的发展及健康文化的认知，深刻认识到重新树立以人为本的医疗体系的重要性与紧迫性。肯纳（Dan Kenner）博士和薛史地夫教授对当今的德法自然医学体系进行了明晰的梳理，使中国读者可以了解当今西方自然医学的复兴、演变与特征。薛教授和杨环博士对和疗医学的基本原理的综合介绍，开启了和疗医学与传统中医相互借鉴与融合发展的可能，这两种伟大的自然医学体系在哲学基础上高度契合，在治疗方法上高度互补，这种融合对未来可持续新医学的形成意义重大。另外，本书也有丰富的临床理论与实践，如孙有智教授、罗伯特·希尔博士（Dr. Robert Thiel）和熊旻利医生对东西方营养医学的比较，为我们提供了大量的简便易行的食疗理论与方法，使我们重新开始尊重东西方的古圣先贤们所倡导的医食同源的伟大智慧。

薛教授主编的这本著作立意深远，令人耳目一新。除了临床上极具价值以外，它集多家之所长，用广阔的视角，为我们排除了医疗是否需要改革这个巨大的困惑，也为我们指明了一条切实可行的变革之路，即时代需要一种融合东西方优秀自然医学的"中道的医学"，它根植于优秀的传统医学文化、尊重各种科学体系、以人为本、天人和德、简便易行。该书是世界各地科研工作者、医疗专业人员、健康政策制定者、健康产业的领导者和普通患者的必读佳作。

戴维·J·施莱希（David J. Schleich）博士

国立自然医科大学校长

美国俄勒冈州波特兰市

序言二 融合中西方的自然医学疗法，创建 21 世纪的人类新健康

薛教授多年来致力于中西方整合医学，他以中国传统中医为核心，融摄西方优秀文化中的自然医学康疗方法，探索可持续发展的绿色新医学，从生理、能量与信息的生命三个层次，寻求如何使未来的自然医学形成中国及世界民众生活和思维习惯的一部分，培养未来医疗及健康工作者们的医学人文精神。阅读本书之后，你将被薛教授对中西方自然医学的融合的执着精神深深地感染。正如戴维·J·施莱希校长在序言中指出，作者"用平凡的语言为我们揭示了东西方自然医学复兴的实质，他在本书中汇聚了一批具有远见卓识的医道中人，不仅理解'健康—疾病'的连续性，也深刻洞悉生物医学模式和其机械唯物论哲学基础的局限性。"施莱希博士对每一章节的论述概括十分全面，认为"此书的出版对当今整个充满医疗危机的地球村时代意义重大"。我赞同他对本书的高度评价，也与他一起向世界医疗专业人员、健康政策制定者、健康产业的领导者和广大民众推荐这本必读佳作。

薛教授从理论、实践两方面积极地探索中西方整合健康医学。他不仅在书中阐述了丰富的临床理论与实践，又创建了平源堂。作为中国首家整合医

学健康中心，平源堂提倡敬畏生命，维护健康，为民众提供高品质的养生、预防、运动和康复医学的教育及服务。他的目标是建立一所立足于中国、面向世界的中西方自然疗法医学学院，培训从事于健康工作的医务人员改变过度地依赖于生化药物、大量地采用侵入性治疗、将急症与流行病控制作为医疗的核心，而忽略了向民众加强健康教育知识的宣传，提倡健康的生活方式，推荐简便、高效率、费用低的自然疗法医学，包括中国传统中医药学。这将是一项巨大的任务及工程，需要许许多多志同道合者的参与及共同努力方可实现此宏伟目标。

医疗健康为人类带来的挑战已经远远超出了从事医疗保健工作人员的工作范围。脸谱网的首席执行官托克伯格及他的妻子在写给他们刚刚出生的女儿的信中指出："我们花在治疗病人的费用是用于预防疾病的近 50 倍。今天，大多数人死于五种疾病——心脏病、癌症、中风、神经退化性疾病及传染病。"他们相信，人们的互联互通，已经形成了强大的全球社区。如果我们敬畏生命，维护健康，预防疾病，减少疾病的发生，"现在播下的种子总会生根发芽"。

我在美国从事医药高等教育领导工作长达 26 年，历经了中国传统医药在美国从得不到承认到遍及 46 个州立法保护（中医）针灸行医权，包括从民间医学到大型医院，都在为患者服务。美国教育部为学习中国传统医学的美国学生提供全额研究生教育贷款，鼓励他们从不同的职业转行学习中医，获取硕士、博士学位，获得行医执照，从事中医针灸工作。中国传统医学在美国得以传播，是美国民众及政府成功地融合了中国的自然医学疗法于本国的医疗保健系统之中，丰富、拓展了美国的医疗产业。在未来的十年，中医在美国将进一步得到发展，将更广泛地与主流医学相融合。传统中医的针灸、中草药、食疗，包括传统文化中的太极拳、气功等养生文化将被美国民众更广泛地认知并接纳。

薛教授及他的团队倡导的以循证医学为原则，以经典中医为核心，兼容世界各文化中优秀的康疗理念与手段，将为 21 世纪的人类健康探索出一种新的模式。

黄立新

美洲中医学院 CEO

加利福尼亚州整合学院副校长

序言三

　　2005 年，我应邀前往美国哈佛大学公众健康学院做高级研究学者。哈佛大学公众健康学院大楼外墙上用联合国通用的六种文字醒目地镌刻着一句誓言——"追求最高的健康水准是每一个人的基本权利"。这句誓言让我深切地感受到自己所肩负的使命。健康，是人类亘古不变的美好追求。让每一个人拥有健康，可谓"路漫漫其修远兮"。

　　科学史上的每一次飞跃都要经历无数艰难险阻，真理总是在质疑声中发展壮大，诞生于 20 世纪 80 年代的美国健康管理也是一样。

　　准确地说，健康管理是以现代健康概念和中医"治未病"思想为指导，运用医学、管理学等相关学科的理论、技术和方法，对个体或群体健康状况及影响健康的危险因素进行全面持续的检测、评估和干预，实现以促进人人健康为目标的新型医学服务过程。

　　"治未病"的思想源自距今两千余年的中医学典籍——《黄帝内经》。《黄帝内经·素问·四气调神大论篇》指出："圣人不治已病治未病，不治已乱治未乱，此之谓也。"由此可见，我们的祖先已认识到对疾病"未雨绸缪，防患于未然"的重要性，并以此引申出"治未病"的思想。

　　在现今的世界大多数国家，人类的疾病谱和死亡谱已由过去的以传染病为主转变为以慢性非传染性疾病为主，"以疾病为中心"的医学模式已经无法解决多因多果的健康问题。面对新的挑战，确定未来医学的方向是首要任务。错误的方向，会像沼泽一般，越努力，陷得越深。过去的几十年，沿着"疾病"的道路，我们耗费了大量资源，却无法满足社会对医疗服务的需求。影响健康的因素，15% 来自生物遗传，17% 源于环境因素，8% 为医疗条件，而生活方式却占据了 60%！可以说，改变生活方式，控制危险因素，就能拥有健康的生活。确定了"以健康为中心"的方向，我们就可以摆脱束缚，直面新的挑战。

未来的医学，应该不分中西、向着健康这一终极目标大步前行。这些年我不断思考中西医之间的关系，在我看来：面对人这样一个开放复杂的巨系统，西医多遵循原子论、还原论，中医倾向于系统论、整体论；西医侧重普遍性、一致性，中医注重个性化、辨证性；西医擅长实验科学，追求精准打击；中医强调辨证论治，实现通络调和。"治未病"思想中的"治"，不仅是"治疗"，更是哲学层面的一种预判，是面向人类与人类健康的治理、管治。正所谓"古为今用，洋为中用；中西合璧，协同创新"。

2020 年中国要全面建成小康社会，"没有全民健康，就没有全面小康"。探索医疗改革这一世界性难题的中国式解决办法需要"顶天"，更要"立地"。只有顶着走健康之路的"天"，医学发展才不至于迷失方向；只有不懈地培养健康服务人才，建立起科学培养、专注研究、服务社会的成果转化机制，才能真正做到"立地"。

2015 年深秋，我与薛史地夫教授相识在杭州"未来医学"论坛上，有一见如故之感。他孜孜不倦、砥砺前行，探索和疗医学——与中医相辅相成的西方自然医学，其精神之专注，是我学习的榜样。我在中国建立"治未病与健康管理"学科的心路历程，跟薛教授有诸多相似之处。现有幸为薛教授主编的新著《中道的医学——东西方自然医学的复兴与融合》作序，我认真研读了本书的内容，心中无比振奋。

本书从一个独特的视角——跨文化和历史的视角出发，用五个章节从不同方面介绍了自然医学的主要思想与研究动态，更可贵的是，书中多次提出"传统西方医学"的弊端与局限，旨在为读者提供一个全新的思维模式，即"我的健康我参与"，鼓励每一位关注自身健康、心系人类健康的读者投身健康事业，"共同建造一个以精神为生命本质、以预防疾病为宗旨、以治愈（而非抑制症状）为目的、以无毒性作用为最低标准、以每个普通百姓都可以支付得起的可持续发展的新医学体系。"这一目标与我 30 余年一直追求的"健康为人人，人人为健康"（health for all，all for health）的目标不谋而合。薛教授与我，以及为人类健康而奋斗的各位同道一样，秉持着"古为今用，洋为中用，中西合璧，协同创新"的理念，坚持走出一条真正符合人类社会发展规律的健康道路，这是增进人类福祉的善举，更是我等的共同心愿。

郭清

浙江中医药大学副校长

2015 年 12 月 17 日于杭州

序言四　中华特色的医学：抓纲治病，身心双疗

一

　　与薛史地夫兄相识于 2013 年 5 月，但远距离相知已经十多年了。薛兄在求学、执教美国和任职香港期间，始终关注东海的文章、思想、生活乃至安危，见证了东海从一枭到木鸟、从自由人士到儒者的文化成长和道德提升的过程。

　　我曾赠薛兄嵌联一副曰："天下难容夫子道；慧眸能见地中山。"上联谓仁本主义在这个时代行不通。孔子困于陈蔡之间，颜回说："夫子之道至大，故天下莫能容。不容何病？不容然后见君子。"下联谓薛兄有一双慧眼。《象辞》谦卦为"地中有山"。薛兄对我思想品格的了解和理解，可谓不是亲人，胜似亲人。

　　薛兄曾获黑龙江中医药大学中医硕士学位，又拥有美国肯特州立大学康复医学博士学位，对中、西医学都有相当深入的研究，同时颇有儒学修养，堪称中医和西医并进、医学和儒学兼修的儒医。曾拜读其《和疗医药——与中医相辅相成的西方自然医学》和《实用和疗医药学：兼论与经典中医之比

较》两本医学专著，让我这个医学外行深为和疗医药所吸引和倾倒。

最为难能可贵的是，和疗医学强调身体和精神的统一，宏观宇宙与微观宇宙的和谐，与中医的哲学背景相近，对东方天人合一哲学有一定的解悟，对人体潜能和疾病自愈能力有深刻的认知，主张以各种独到的方式把这种能力激发出来，从而更好地配合药物治疗。

薛兄近期又将推出与傅海呐教授、查尔斯·麦克威廉医师、坎纳博士、孙有智教授等诸君合著的大作《中道的医学：东西方自然医学的复兴与融合》一书，盥读一过，深感此书是中西医学精华的结晶，此书的出版预示着和疗医学的进一步深化和中国化，实为广大民众祛病疗疾、养生健身的福音。

对疾病的重视是儒家悠久的传统。《论语·述而篇》说"子之所慎：齐，战，疾。"孔子将疾病与斋戒和战争并列为特别慎重的三件事。斋戒，关系着内心的真诚和身体的清洁；战争关系着国家安危和国民死伤；疾病则关系着人类的健康和生死。

和疗医学与中国传统医学血肉交融，中医是中华文化的重要组成部分，儒学又是中华文化三大统之主统，因此，和疗医学与儒学之间，思想有交汇，精神可交通，值得深入研究。薛兄嘱为此书弁言，遂乘此机会，略志关于儒学与和疗医学之关联和感想如下，以期抛砖引玉。

二

傅海呐教授透过对中国古典医学与和疗医学的比较，认为两者有许多相通处或共同点，其中重要的一点就是"经典中医与和疗医学有着相似的哲学思想，两者都信奉自然机体的治愈能力，以及宏观宇宙与微观人体的和谐，即天人合一。"

天人合一，意味着身心合一，在医疗实践中必然重视身心兼治，这可以说是古典中医学与和疗医学的第一特色。如果说西医依托于先进的生物科技，中医则建立在历史渊源深厚的东方特色的生命科学基础上，而天人合一，心物不二，正是东方生命科学的哲学背景。

关于"身体和意识的关系"，亦即身心关系，傅海呐教授在《论无形能量在传统医学体系中的重要性：古典中医的情绪治疗》中，批判了现代中医理论的认知错误，继承了中医经典的观点，认为是神和气这些无形的力量在控制着物质。中医诊断主要先判断气和神的状态，其治疗也是在调节气和神，即使目的在于调形，也会从气和神入手。早期中医著作中关于神的概念可以被概括为"难以察觉的，隐形的，却控制着所有的一切"。

这个观点与儒家义理一脉相承，东海在《命运共同体论》一文中阐述了命运共同体之理。大而言之，国家是命运共同体；小而言之，家庭是命运共同体；更小而言之，个体身心也是一个命运共同体。也就是说，一个人的肉体身和意识心关系极其密切，互相影响深刻，一荣俱荣，一损俱损。

儒家追求的和谐，除了人与人、人与社会、人与自然的和谐，还有人之身心的和谐。身体的安全和健康、心灵的成熟和健美是身心和谐的重要保障。身心哪一方面出问题，和谐状态就会遭到破坏。

《礼记·缁衣》中说"心以体全，亦以体伤"，这是身体影响心体；《中庸》说"大德必有其寿"；《大学》说"富润屋，德润身，心广体胖，故君子必诚其意"。这是心体影响身体，心物不二，心能转物。即心身不二，心能转身，心体影响身体就是心转身的表现。

由于同胞是命运共同体，损人必然害己；由于身心是命运共同体，缺德容易伤身。换言之，德残智弱、志萎心丑者不配享有健康的身体，轻则多愁多病，重则丧生失命。

"调节气和神"更是儒家特长。汉朝大儒韩婴说"传曰：居处齐则色姝，食饮齐则气珍，言语齐则信听，思齐则成，志齐则盈。五者齐，斯神居之"。

（《韩诗外传·卷八》），这个"传"，应是孔门七十子解经的著作。居处、食饮则属于"调形"的范畴，言语、思想、志气则属于德养范畴，有赖于调心调神。

《韩诗外传》中还记载了孔子的"调和心志"之法。孔子说："口欲味，心欲佚，教之以仁。心欲安，身欲劳，教之以恭。好辩论而畏惧，教之以勇。目好色，耳好声，教之以义。易曰：'艮其限，列其夤，厉熏心。'诗曰：'吁嗟女兮，无与士耽。'皆防邪禁佚，调和心志。"①

"艮其限，列其夤，厉熏心"，这是《易经》艮卦九三爻的爻辞。艮是艮止义，防止因不当欲望而妄动。艮止之道，始于足趾，进而为小腿、腰身（限）而至于全身。能止其身，就行得其正了。再进而止于辅（嘴巴），言语有序，就言行皆得其止，大吉大利了。九三爻辞意思是说，虽然止住腰部不动，但利欲熏心，蠢蠢欲动，腰背的夹脊肉已被撕裂，十分危险。

儒家修身，重在修心，同时抓纲治身，身心双修。《大学》八条目——格物、致知、诚意、正心、修身、齐家、治国、平天下，归结于修身。"自天子以至于庶人，壹是皆以修身为本。"修身离不开格物、致知的知识积累、智慧提升和齐家、治国的政治社会实践，重在诚意正心的道德修养，同时明哲保身，维护身体的安全和健康。

中医治病，也是抓纲治病，身心双治，以治心更为根本。人类诸多精神性疾病，固然是心病，大量器质性疾病即机体疾病，也与精神性疾病存在不同程度的关系，或为精神性疾病所引起，或因精神性疾病而深化。

对于器质性疾病，常规生物医学或许有效，但终究非治本之术。如果能够与各种"治心"方法相配合，必可收到事半功倍的效果。对于治疗精神性疾病，常规生物医学的作用就非常有限。正如薛史地夫教授所指出："被誉为

---

① 引自《韩诗外传·卷二》。

现代生物医学的另一个神话是抗抑郁药物，这类'神奇'的药物虽然可以控制患者脑中多巴胺的分泌，但是却无法给予患者生活的希望、信心、理由和热情，也无法去除使患者肾功能衰退和增加自杀冲动的诸多'副作用'"。

心病还须心药医。这个心药，儒佛道都可以提供。世尊能够治身体之疾，更善疗心灵之病，《杂阿含经》以大医王所具有之四法成就，比喻佛菩萨之善疗众病。《法华经》喻佛为能救众生之苦、能医众生之病的大医王。佛教以"贪、嗔、痴、慢、疑"为五毒，以佛法为驱除五毒的妙药。

所谓五毒，就是人类的恶习，是生发各种恶言恶行、制造各种恶业的土壤，也是人生各种疾病和苦难的原因之一。

在驱除恶习方面，儒家同样是大医，比佛教有过之而无不及。作为人格主义、良知主义哲学，儒学堪称对治各种恶习、建设健康人格的最佳心药。很多精神性疾病都是人格缺陷引发的，不少器质性疾病亦与人格精神有一定关系，并因人格缺陷而增加治疗和康复的难度。

人格的健康是最根本的健康，对生理和心理、身体和精神都会产生巨大的正向引导作用。

《中庸》说："君子素其位而行，不愿乎其外。素富贵，行乎富贵；素贫贱，行乎贫贱；素夷狄，行乎夷狄；素患难，行乎患难。君子无入而不自得焉。"

《荀子》说"子路问于孔子曰：君子亦有忧乎？孔子曰：君子，其未得也，则乐其意；既已得之，又乐其治。是以有终身之乐，无一日之忧"。

佛教认为真如佛性有"常乐我净"四大特征，其实这也是良知仁性的特征。君子有终身之乐，是因为对良知有深入的解悟。这就是孔颜之乐的奥秘所在。那是一种"无所倚"的内乐，自满自足，不假外求。

儒学是一门快乐的学说。《论语》开卷即标出三"乐"：学而时习之，乐；朋自远方来，乐；不知而不愠，仍然是乐。有得于道，自得其乐，有朋共乐，外人了不了解、理不理解，有什么关系呢。

快乐与道德成正比。西哲说：美德是幸福的桥梁。东海曰：道德是心灵的盛宴。圣贤是最幸福的人。君子在抵达圣贤境界之前，偶尔或有抑郁的时候，但不会严重到病态的程度，更不至于严重到厌弃和杀害自己的程度。不仅儒家君子，佛道大师大德也都不至于患上抑郁症。

在心体与形体之间，具有统帅、支配作用的是心体。相由心生，病由心生；万法唯心，万病唯心。除了心理精神疾病，其他大量疾病直接或间接与心有关。某些疾病的普及和深化，与道德、政治、社会诸环境之恶化密切相关。

儒家强调，不可恶行恶言，也不可恶意恶念。恶的意念不会伤及他人，却会毒害自心，恶念一动，心已受伤，就像七伤拳，未伤人先伤己。阻罪止恶，劝善导良，对恶者也是一种拯救。儒家诚意正心克己复礼，就是从源头上防恶止恶，有助于大量疾病的防范和治疗。

三

生老病死，圣佛难免，但道德修养高了，人格健全了，可以提升生命的质量，更有效地抵抗疾病的侵扰并且延长生命的长度。故孔子在《论语·雍也篇》中提出了"仁者寿"的命题。为什么仁者寿？孔子在他的《孔子家语》中作了明确的解释，并且加上了"智者寿"的说法。原文如下：

"哀公问于孔子曰：智者寿乎？仁者寿乎？孔子对曰：然！人有三死，而非其命也，行己自取也。夫寝处不时，饮食不节，逸劳过度者，疾共杀之；居下位而上干其君，嗜欲无厌而求不止者，刑共杀之；以少犯众，以弱侮强，忿怒不类，动不量力者，兵共杀之。此三者，死非命也，人自取之。若夫智士仁人，将身有节，动静以义，喜怒以时，无害其性，虽得寿焉，不亦可乎？"[1]

孔子认为，仁智之人所以长寿，是因为过的是道德的生活，行动有其节制，行为合乎道义，喜怒适时，不易发生"病杀、刑杀、兵杀"等意外事故。很多死于疾病、刑法和战争者，归根结底是自取灭亡。

"无害其性"意谓不让本性受到伤害，这里的性指本性、仁性、良知心，就是前面讲的抓纲修身、抓纲治病的纲。这是生命的本质和本质的生命。儒家八条目之内圣外王的所有努力，无非为了致良知，抓住这个本质。人类的肉体意识，都是这个本质所现之象，都统一于这个本质。

关于仁者寿，明儒方苞解释说："凡气之温和者寿，质之慈良者寿，量之宽容者寿，言之简默者寿，盖四者皆仁之端也，故曰仁者寿。"董仲舒在分析仁者寿的原因时指出："仁人之所以多寿者，外无贪而内清净，心和平而不失中正，则天地之美以养其身。"古来圣贤大儒大多健康长寿这一事实，为孔子这个观点作了最好的历史性证明。

道德的高低直接关乎生命的寿夭，良好的道德情操可以确保心理健康，有助于身体健康和祛病延年，这是中国古典医书不少古代名医的共识。《黄帝内经》认为，那些能"尽终其天年，度百岁乃去"的长寿者，是因为能够"嗜欲不能劳其目，淫邪不能惑其心""德全而不危"。

汉朝华佗的弟子吴普说："善摄生者，要当先除六害，然后可得保性命，延驻百年。一者薄名利，二者禁声色，三者廉货物，四者损滋味，五者除佞妄，六者去妒嫉。"唐朝孙思邈说："百行周备，虽绝药饵，足以延年；德行不良，纵服玉液金丹，未能延寿。"又说"性既自善，内外百病皆不悉生，祸乱灾害亦无由作，此养生之大径也。"明朝龚廷贤在其《寿世保元》中说："积善有功，

——————————

[1] 引自《孔子家语·五仪解第七》。

常存阴德，可以延年。"清朝石成金说："惟善可以延寿命，避夭折。"道德之用大矣哉。

明儒吕坤在《呻吟语》中说"仁者寿，生理完也"，则是从生命机能和身体机理的角度讲的。反过来，不仁者生理不完。为人不道德，或者生活习惯不卫生、不科学、不节制等等，都是世人不寿和疾病的重大原因。

可见，身病也须心药医。盖身心不二，心理和精神疾病很容易发展为身体疾病，如果心理健康、精神健旺了，身体也会健康起来。不少疾病应该养生、修身双管齐下，身体、精神双重治理，标本兼治，从根本上消除隐患。情志致病亦治病，道理就在这里。

梁章钜在《退庵随笔》中提到，伊川先生晚年气貌、容色、须发皆胜平昔，门人问他养生方法，他回答说："学之力也。"梁章钜感叹说："观先生语，则知学道、养生本是一串事，但学道者虽养生亦为学道，养生者虽学道亦为养生耳。"伊川先生说的学，是学儒学道，故学之力就是德之力，心之力。

我说过，良知是最好的护身符。孔子畏于匡时说："天之未丧斯文也，匡人其如予何！"受迫于桓魋时说"天生德于予，桓魋其如予何！"《易经》说："自天佑之，吉无不利。"良知，即体即用，即明且哲，德智一体，妙用无穷，不仅有助于逢凶化吉、遇难呈祥，还有助于维护生理和心理、身体和精神的健康。

心强体自健，对此东海深有体会，自身就是最好的说明。我现在50岁，身体依然经得起折腾，近20年没有为自己上过医院了。偶尔小毛病难免，但不是通过气功、按摩、静坐等各种非医药手段自疗，就是顺其自然，任其自愈。孔子说："气也者，神之盛也。"（《礼记·祭义》）精神旺盛，自然浩气充足。正气内存，邪不可干；精神内守，病安从来？

孟子说："先立乎其大者，则其小者弗能夺也。此为大人而已矣。"这里的大人，与仁者近义。立乎其大者，就是对仁性良知建立了高度的信仰、理解、实践和觉悟。立乎其大者，就不会再被各种不良习性牵着鼻子走，可以从根本上消除很多致病因素，有病治病，无病强身。

孟子最擅于养气功夫，他对浩然之气的描述是："其为气也，至大至刚，以直养而无害，则塞于天地之间。其为气也，配义与道；无是，馁也。是集义所生者，非义袭而取之也。"（《孟子·公孙丑》）有这样充沛的元气、浩气在，不仅意志坚强，身体也容易保持健康状态。

荀子在《修身》一文中专门论述了儒家"治气养心之术"。他说："治气养心之术：血气刚强，则柔之以调和；知虑渐深，则一之以易良；勇胆猛戾，则辅之以道顺；齐给便利，则节之以动止；狭隘褊小，则廓之以广大；卑湿、重迟、贪利，则抗之以高志；庸众驽散，则劫之以师友；怠慢僄弃，则炤之以祸灾；愚款端悫，则合之以礼乐，通之以思索。凡治气养心之术，莫径由礼，莫要得师，莫神一好。夫是之谓治气养心之术也。"

大意是说，血气刚强者，就要心平气和地柔化；思虑过深者，就要坦率善良地同化；凶猛暴戾者，就用疏导的方式来辅助；性急匆忙者，就用举止安详来节制；心胸狭窄者，就用宽宏大量来开导；卑下迟钝贪婪者，就用高尚的志向去提高；庸俗散漫者，就用良师益友去改造；怠慢轻薄自暴自弃者，就用将会招致的灾祸来提醒；愚钝拘谨者，就用礼仪音乐去协调，用动脑思考去疏导。大凡理气养心的方法，没有比遵循礼义更直接的了，没有比得到良师更重要的了，没有比专心致志更神妙的了。荀子的这些方法，用之于他人和自己都有效。

四

孟子的集义养气，荀子的治气养心，虽然是道德功夫，但与养生功夫相通。

董仲舒说："循天之道，以养其身，道也。"他的《春秋繁露·循天之道篇》就是讲养生的，其中引用公孙尼子"养气论"说："君子怒则反中而自说（悦）以和，喜则反中而收之以正，忧则反中而舒之以意，惧则反中而实之以精。"反中意谓返回中道，反中才能和谐，也就是《中庸》所说"喜怒哀乐之未发而谓之中，发而皆中节谓之和"之意，可见儒家养气，即是养德，也可养生。董仲舒接着说："心，气之君也，何为而气不随也。是以天下之道者，皆言内心其本也。故仁人之所以多寿者，外无贪而内清净，心和平而不失中正，取天地之美而养其身，是其且多且治。"

心为气之君，君就是统帅和根本，所以养气有助于养心，养心有助于养生和长寿。之所以仁者寿，就是因为仁者之心"外无贪而内清净，心和平而不失中正"。"取天地之美而养其身"包括饮食之养，"其且多且治"意谓内气充足而不乱。故后面说"气多而治，则养生之大者得矣。"

"心和平"的平字值得深思。儒家内圣外王，归根结底无非是内平自心，外平天下，平天下亦无非平人心。董仲舒说："《春秋》有经礼，有变礼。为如安性平心者，经礼也。"① 礼，外可修齐治平，内可安性平心。礼制虽属外王范畴，却植根于内圣。内圣外王，一体同仁。当然，这里的平自心和平人心，是道德和政治层面的平心，非气功术所能抵达。

平自心，是保持一颗平常心。平常心不平常。佛教以无分别为平，无生灭为常，平常心就是真如佛性，无分别无生灭，离四句绝百非。于儒家而言，平常心就是良知心。平必和，和必平，儒家外求世界和平，自求内心和平，亦应是和疗医药学追求的目标之一。

司马光说："窃谓医书治已病，平心和气治未病。"（《与范景仁第四书》）《黄帝内经》指出："怒伤肝，喜伤心，悲伤肺，思伤脾，恐伤肾，百病皆生

---

① 引自《春秋繁露·玉英第四》。

于气。"喜怒哀乐之未发，发不中节，成了情绪的俘虏，人就容易受"内伤"，容易生病。

作为人文关怀的独特形态，儒家对养生保健的重视，也体现为独特的静功和气功训练。朱熹教其门人郭德元"半日静坐，半日读书"，教黄子耕以静养神说："但跏趺静坐，目视鼻端，泣心脐腹之下，久自温暖，即见工效矣。"（《朱子大全》）。朱子《调息铭》说：

> "静极而嘘，如春沼鱼，动极而吸，如百虫蛰。春鱼得气而动，其动极微，寒虫含气而蛰，其蛰无朕。调息者，须似绵绵密密，幽幽微微，呼则百骸万窍，气随以出，吸则百骸万窍，气随以入。"

王阳明有静坐法门养病健身之道，其弟子王龙溪在其《调息法》中说："欲习静坐，以调息为入门。使心有所寄，神气相守，亦权法也。调息与数息不同。数为有意，调为无意，委心虚无，不沈不乱。息调则心定，心定则息愈调。真息往来，呼吸之机，自能夺天地之造化。心息相依，是谓息息归根，命之蒂也。一念微明，常惺常寂。"

王龙溪称这种调息法为"燕息"，取《易经》"君子以向晦入燕息"之意。宋明理学的静坐和调息，平心和气，就是儒式气功。

其次，养生保健，需要克己寡欲。孟子说"养心莫善于寡欲"（《孟子·尽心下》）。人生存在各种欲望很正常，没必要禁止和戒绝，但必须有所克制，不能让私欲逾越礼法的范畴泛滥成灾。所以孔子教导克己复礼，努力克去各种不良习气和欲望，"非礼勿视，非礼勿听，非礼勿言，非礼勿动"。（《论语·颜渊篇》）

在《论语·季氏篇》中，孔子提出君子三戒，即"少之时，血气未定，戒之在色；及其壮也，血气方刚，戒之在斗；及其老也，血气既衰，戒之在得"。这也是寡欲。警戒色欲、斗争欲和物欲是一辈子的事，只不过青少年、壮年和老年的侧重点有所不同。好色、好斗、好得，都是习性的作用，是人之一生最容易犯的三种毛病。《淮南子·诠言篇》说："凡人之性，少则猖狂，壮则强暴，老则好利。"

养生保健，还要尊重天时，顺乎阴阳和季节。《易经》说："大人者，与天地合其德，与日月合其明，与四时合其序，与鬼神同其吉凶。"日常衣食住行都顺着四季节令来，尊重天时，与时消息，就是与四时合其序。这一要求在《周书·时训》和《礼记·月令》中都有体现。

《韩诗外传》说"传曰：善为政者，循情性之宜，顺阴阳之序，通本末之理，合天人之际"。如果将"善为政者"改为善为身者或善养生者，同样成立。《黄帝内经》中岐伯说：

> "上古之人，其知道者，法于阴阳，和于术数；食饮有节，起居有常，不妄作劳，故能形与神俱，而尽终其天年，度百岁而去。"①

这段话堪称养生要旨，大意是：上古时代，得道的人，会效法自然阴阳变化的规律而起居生活，会遵照正确的养生方法来调养锻炼，饮食有节制，起居有规律，不过度操劳，所以身心健康，从而活到人类自然寿命的期限，达到百岁以上才逝世。

所谓"法于阴阳"，就是按照自然界的阴阳变化规律而起居生活，如"日出而作，日落而息"，随四季的变化而适当增减衣被等。儒家经典强调生活要循天地四时之序，与西方新兴的"时间医学"可谓英雄所见略同。

儒家还注重饮食卫生和养生。《论语·乡党篇》介绍了孔子饮食方面的

---

① 出自《黄帝内经·素问·上古天真论》。

注意事项，说"食不厌精，脍不厌细。食饐而餲，鱼馁而肉败，不食。色恶，不食。臭恶，不食。失饪，不食。不时，不食。割不正，不食。不得其酱，不食。肉虽多，不使胜食气。唯酒无量，不及乱。沽酒市脯，不食。不撤姜食。不多食。"

大意是说，米饭越精越好，肉脍越细越好。粮食变质变味了，鱼烂了，肉腐了，不吃。食物的颜色变坏了，不吃。味坏了，不吃。烹煮失当，不吃。不到用餐的时候，不吃。不按规定宰杀的肉，不吃。酱醋作料放得不适当，不吃。肉品虽多，吃的分量不要超过主食。唯独酒无限量，但不能喝到昏醉的程度。刚做一夜的酒，街市上卖的肉脯，不吃。吃完了，姜碟不撤，也不多吃。

其中"食不厌精、脍不厌细"已成为名言，指精心制作饭脍。朱熹解作："食精则能养人，脍粗则能害人，不厌，言以是为善，非谓必欲如是也。"食精脍细，卫生营养，有助健康。在条件允许的情况下，当然食越精越好，肉越细越好，尽量让食物的"可吃性"高一些。《集注》引谢氏言："圣人饮食如此，非极口腹之欲，盖养气体，不以伤生，当如此。"

或说，厌乃餍足之意，不厌即是不饱食，不大吃大喝，亦通，合乎养生之理。管子教导"凡食之道：大充，伤而形不臧；大摄，骨枯而血沍。充摄之间，此谓和成，精之所舍，而知之所生。"（《管子·内业篇》）意谓关于饮食规律：太饱，伤胃而身体不好；太少，骨枯而血液停滞。多少适中，这就叫"和成"，使精气有所寄托，智慧能够生长。和成，和谐畅快有所成。

注意，"食不厌精，脍不厌细"与"食无求饱，居无求安"没有冲突。前者是于食物和居处不奢不求，顺其自然；后者是讲究和重视饮食，在现有基础上尽量做好，在既定的物质条件下精打细算。

条件许可的情况下还应该注意居处的风水及居室的适宜。盖居室过大则阴气太重，太高则阳气过盛，都不利养生。《春秋繁露·循天之道》说："高台多阳，广室多阴，远天地之和也，故圣人弗为，适中而已矣。"《吕氏春秋·孟春纪》说："室大多阴，台高多阳。多阴则蹶，多阳则痿，此阴阳不适之患也。是故先王不处大室，不为高台。"

礼制对天子宫室也有规定，要求"宫室得其度"（《礼记》）。孔颖达疏："宫室得其度者，度谓制度，高下大小，得其依礼之度数。"《艺文类聚》引《董生书》曰："礼，天子之宫，右清庙，左凉室，前明堂，后路寝。四室者，足以避寒暑而不高大也。夫高室近阳，广室多阴，故室适形而正。"

以上几个方面的养生方式大有助于疾病的防范。不治已病治未病，这与儒家的经典教导和历代大儒的道德实践一脉相承。扁鹊是春秋时的名医，《史记》有《扁鹊仓公列传》。《鹖冠子》说扁鹊长兄医术更为高明：

魏文侯问扁鹊："子昆弟三人其孰最善为医？"扁鹊曰："长兄最善，中兄次之，扁鹊最为下。"魏文侯曰："可得闻邪？"扁鹊曰："长兄於病视神，未有形而除之，故名不出於家。中兄治病，其在毫毛，故名不出於闾。若扁鹊者，镵血脉，投毒药，副肌肤间，而名出闻於诸侯。"

"上医治未病，中医治欲病，下医治已病。"这个故事表达的就是这个医学道理。这应该是医学所能抵达的最高境界，也是西方和疗医学追求的第一目标。每个和疗医生都应该争取向扁鹊长兄学习，"于病视神，未有形而除之。"其次像扁鹊中兄那样，病刚开始或将病未病之时就除去，最后才如扁鹊，能治"已病"，对于各种疾病都能找到最好的对症之药。

五

只有对形神、身心之紧密联系有着深刻的认识和本质的觉悟，才能真正地领会和疗医学的高妙，领会到形神并重、身心交养的重要意义。

身心关系是生命观问题，直接涉及世界观，即物质和意识的关系。在这个问题上，佛教唯佛，道家唯道，都对，又都各有不足，对作为世界本质的道体的认证，非常高明而又不够圆满，道家明于坤元之"顺承"，而昧于乾元之"生生"；佛教深证佛性之空寂，而不知天性之健动。

传统中医中有神气形或精气神的概念，精气形都属于形而下之现象。至于神，如果理解为神志、心思、心力、精神乃至感觉情绪等等，仍是现象；如果理解为"妙身心而为言"的元神，为"谷神不死"（《老子》）的神，那就是宇宙生命之本质，就是仁性。这也是人格的核心。成仁，就是成就最高人格。

天人合一、万物一体、万法归一、理一分殊、天人感应、民胞物与、天地万物一体之仁、我心即是宇宙、宇宙即是我心等等说法，似乎很深奥，其实皆常理。只要解悟了仁本妙理，一切就迎刃而解，焕然贯通。明白了天人合一的道理，对于现代医学的错误就一目了然了。

和疗医学能够认同这一中华最高哲学并付诸实践，堪称医学界反本开新的一大创举。

《尚书·洪范篇》结尾提出了"五福六极"说。五福是"寿，富，康宁，攸好德，考终命"，六极是"凶短折，疾，忧，贫，恶，弱"。寿即长寿，康宁即强健无疾病，考终命即尽其天年，寿终正寝。这都是儒家政化美恶之应和"攸好德"的副产品，也是和疗医学的最高追求和境界，而"短折疾忧"的现象则是儒学和医学都要认真防范和努力消除的。

和疗医学在形神并养、身心兼修方面与儒家修身功夫极为默契，分而言之，有"三方三养三效"九大共同点。三方，指三种方法手段：预防为主，食疗为辅，气功相助；三养，指三种修养功夫：养生、养气、养心；三效，指三种效果：健康，长寿，快乐。也可以说，"三方三养三效"就是和疗医学的特色。

尽管薛史地夫介绍和疗医学的理论基础来源于古希腊、印度吠陀养生学、经典中医、西方植物医药学，它是这些不同地区的传统医学疗法相融合后所产生的成果，但我还是愿意称之为一门全方位、多层次、综合性的中华特色的医学，这也合乎文化原则。孟子说，大舜东夷之人，文王西夷之人，圣人为王，为中华伟大领袖；东海曰，和疗医学源于西方，深得中华文化奥妙和中华医学精神，"夷狄进中华则中华之"，此之谓也。

和疗医学创始于德国人哈尼曼医生，倡导者傅海呐教授、查尔斯·麦克威廉医师、肯呐博士等诸君，族类虽属于西方，文化却颇为中华，堪称中西合璧的杏林高手。文化真理没有国界，中华文化属于世界，中国医学界有识之士，盍兴乎来，与薛史地夫一起，参与到这个养生救死、建功立德的朝阳事业中来，推动中国人民健康事业的发展，共同见证中医和生命的双重奇迹。

儒者　余东海

2014 年 6 月于广西南宁

前　言

在过去100年的时间里，许多有着数世纪历史的医疗保健传统已经部分或全部被占据主导地位的西方医疗模式所取代。在这种模式下，使用有毒副作用的化学合成物已成为治疗疾病的主要手段。在20世纪，由于公共卫生水平的提高、营养状况的改善以及抗生素的使用，传染病的平均发病率有所下降，但同时，慢性病（包括癌症、糖尿病、心血管疾病等）的发病率却在迅速增长。

慢性病的增长有时被归因于人们寿命的延长。北美和欧洲的研究表明，民众寿命的延长主要是因为营养和卫生状况的改善，还有吸烟率的降低。预计到2020年，因慢性病死亡的人数比例将占到全世界死亡率的75%。有人提出，如今人们更多死于癌症是因为寿命的延长，而非死于分娩过程或幼年时感染的传染病。这一说法并不正确，因为死于癌症者愈发年轻化，其中小儿癌症的死亡率已达历史顶峰。慢性病有了新的致病因素：空气与水质的污染、土壤中农药和工业金属残留的堆积、食物添加剂和抗生素的滥用，以及日益增长的工业与居家电器污染等。

在西方，自然医学伴随着西方文明的产生、演变与发展，一直是西方文明的重要组成部分，它根植于古希腊文化，从两河文化、埃及文化和印度文化中吸收了大量的医学哲学与方法，直至 20 世纪 30 年代，在欧洲和北美大陆，它一直担负着主流医学的历史使命，其情形，与传统中医在中华文明中的巨大作用非常相似。在过去的 100 年中，由于科技在医疗中的作用被过分夸大，科学主义甚嚣尘上，自然医学被边缘化。当今，自然医学在西方国家亦称为"另类医学"或"替代医学"（alternative medicine），受到越来越多的国家和地区民众的认可，部分原因是人们不满于常规西药所带来的危害，尤其是文化程度较高的民众对自然医学愈发感兴趣。在西方国家，35~60 岁的人群对待年龄增长的态度与先辈们截然不同。他们注重运动，对生活保持着一种健康、年轻的态度。即使年龄增长，他们仍会参与一定强度的体力活动。这一人群不排斥在使用常规现代医疗的同时，也会积极地采用自然医药和康疗手段，甚至将其作为主要的医疗保健方式。近几年，一些西方优秀的养生或养老机构在中国落地，它们有一个共同的特点，就是将积极主动的健康生活方式植入养生或养老社区，极大地提高了社区居民的健康寿命与生活品质，使预防医学得以贯彻，康复医学得以实践。但在面对疾病的治疗时，多数养生社区和普通医疗机构仍然过度依赖常规生物医学，长期忽略了以传统中医、阿育吠陀医学（aryuveda）、和疗医学（homeopathic medicine）等为代表的自然医学（或替代疗法）的广阔空间。

据调查，66% 以上的美国人用过至少一种自然或替代疗法，在全球范围内，这个数值则更高。每年有越来越多的癌症病人寻求自然疗法而拒绝选用传统放疗、化疗。许多选择自然医药的人们并非出于对常规医疗的不满，而是因为这些自然康疗理念和手段更符合他们的价值观、信念以及对健康和生命的哲学观念。最近的一项调查显示，在美国 50 岁以上的成年人中，近 3/4 会选择某种自然疗法，例如针灸和草药。在德国任何城市的药店中，都有众多的非处方和疗药物供患者选择。那些认为自己健康状况不佳的人，其中 65% 会认为其选择自然疗法具有预防或积极的治疗作用，他们也批评常规西方生物医药学很少重视心理及情绪因素在疾病发展中的重要作用。

然而，有些人选择自然医学则是出于关乎生死的现实需求。大约 2/3 的癌症病人用过至少一种替代疗法来帮助治疗癌症。美国已与癌症抗争了数十年，依然没有取得令人振奋的进展。癌症研究陷入了学术泥潭，它只认可疗效非常有限的细胞系研究，这一方法使用的是毒性化合物，这些药物对成千上万处于生命晚期的绝望患者的免疫力会产生摧毁性的作用。我们几乎找不到有关全身癌细胞转移方面的研究，转移是癌症最为致命的因素。越来越多的人正在怀疑和拒绝常规癌症治疗所带来的折磨。他们之所以这样做，是因为他们亲眼目睹亲人们所遭受的痛苦以及令人失望的结果。这其中不乏有许多接受过专业医学教育的人们，他们比一般病人对医疗现状了解得更为深入。但可怕的是，医生们质疑常规疗法是不被允许的，在美国加利福尼亚州，若采用化疗、放疗或手术以外的癌症治疗方法，将会是一项重罪。

　　在其他国家，癌症的替代疗法更容易被接受，常有美国患者前往德国、瑞士、墨西哥，甚至东亚去寻求替代疗法。其中许多人并非像主流媒体描述的那样，是一群无知而轻易受骗的绝望者，不顾一切地想抓住最后一根稻草。他们教育水平较高，对自己的疾病做过详尽的研究，想把治疗的决策权掌握在自己手中。美国食品药品监督管理局（FDA）的官员或其家人就曾前往德国接受替代医疗。大部分选择替代疗法的人们是经过深思熟虑后做出的决定，这或许是他们生命中最重要的抉择，他们需要一条正确的道路。

　　现代医学在世界大部分地区被制药业所掌控。在美国，那些同时服用四种以上药物的人群出现的药品不良反应（adverse drug reactions，简称 ADRs）的案例在成倍增长，已成为第四大死因，位列慢性阻塞性肺疾病、糖尿病、艾滋病、肺炎、意外及交通事故死亡率之前。这些数据还不包括处方药物滥用的情况。在美国的医院里，每年约有 98 000 例患者死于药物及手术伤害，约 90 000 例死于感染，而这些原本都是可以预防和避免的。如果我们将这些数据也考虑在内的话，医源性死亡已成为美国国民的第三大死因。英国是由政府供给医疗保健服务，估计每年在药品不良反应方面的花费为 20 亿英镑（约合 33 亿美元）。据英国医学杂志统计，只有约 13% 的常规药品对人体是确实有益的。

中国人口占全世界的 20%，改革开放之前，只占据 1.5% 的国际药品市场份额。中国的医疗环境正在改变，政府志在为更多人提供基本的医疗保险，在弘扬传统中医（尽管效果并不显著）的同时，努力使人们享有更加丰富的医药产品和医疗服务。医药业对于其惊人的经济增长有着重要的作用，在 1978~2003 年间，其年综合增长率为 16.7%。这使得中国成为全球增长最为迅速的医药市场。值得注意的是，国际医药界将会在此新型市场大举扩张，甚至不择手段，人们对媒体中报道"医者变相地沦落为制药业的代言人和推销员"的现象已经司空见惯。但从 20 世纪 50 年代开始，中国发展出一种特有的国家资助的非西药医疗体系，运用或多或少是基于传统中医理论的自然草药体系，这便是其医疗干预所致损害的代价还相对较低的原因之一。

在中国，目前正展开一场如何制止反复发生的患者袭医（有时导致死亡）暴力事件的讨论。在 20 世纪 60 年代，同样的讨论也发生在日本，结果导致了传统本草汉方的复兴，而日本汉方在之前的 500 多年间一直受着经典中医的广泛影响。20 世纪 70 年代，法国也发生过类似向自然疗法的改变，使得越来越多的人将和疗医学及本草疗法（phytotherapeutics）融入他们的医疗保健体系。在和疗医学的发源地德国，有数百家大、中、小型的和疗医学机构和草药制药厂家，为本国、欧洲和世界其他地区的患者提供不同种类的自然疗法和药物，欧洲众多的社区药店都出售和疗药物和其他草本药物，价格极其低廉的和疗药物在美国每年居然有 20 亿美元的销量。以上例子表明，普及以经典中医为代表的众多自然医学，给民众以真正的知情权和选择权，限制西药的过度商业泛滥和科学神话，打破体制化医学教育（institutionalized medicine）的独霸地位，可以化解中国日趋紧张的医患关系。

今天，民众的疾病谱系正在发生巨大的变化，影响民众健康的因素早已超出了基因和细胞层面。在中国，像北京、西安和上海这样的大城市，雾霾指数一次又一次地再创新高；大多数的城市供水都受到了污染；食物中有害添加剂的使用已延伸至奶制品、家禽、谷物、蔬菜，甚至草药生产领域；各种高糖类软饮料和垃圾食品的泛滥，给这个古老的国度增添了近千万的糖尿病患者，同时，呈"井喷式爆炸性增长"的各类慢性疾病并没有减少的趋势。尽管肺癌已成为增速最快并导致中国女性死亡的主要原因之一，但多达3亿之众的烟民数量却没有下降的迹象。在美国，奥巴马政府虽然在医疗体制改革上做出了不懈努力，但是在这个被称之为世界唯一的超级强国，仍有约5 000万民众没有任何医疗保险，沉重的医疗和养老花费促使底特律这样的汽车工业都市宣告破产。中美两国的肥胖症、自闭症、抑郁症患者日益增多，如何遏制糖尿病、心血管疾病和癌症患病人数的攀升，尤其是如何减少医源性死亡（iatrogenic deaths），是东西方各国面临的共同挑战。

常规生物医学自然有它的长处，例如用抗生素治疗细菌类感染，用手术治疗急性创伤和整容，用造影技术查找病灶等，并将会继续推出生物医学在干细胞、基因、抗衰老等方面的医疗奇迹。但它无法为包括癌症、心脏病、疼痛、抑郁等在内的各类身心类疾病（psychosomatic disorders）提供有效的解决方法，而心身障碍无论在西方还是东方，都消耗着每个国家绝大部分的医疗资源。对于那些由空气、水、土壤、食品，甚至药品（天然和合成）质量所引起的种种病症，生物医学大都能无为力。被誉为现代生物医学的另一个杰作是抗抑郁药物，这类杰出的药物虽然可以控制患者脑中多巴胺的分泌，但却无法给予患者生活的希望、信心、理由和热情，也无法去除使患者肾功能衰退和增加自杀冲动的诸多"副作用"。我们应该认真地反思医学的历史与现状，客观地对待现代生物医学，摆正它应有的地位，我们应该尊重悠久传统文化中的医学智慧与实践，融合（包括精神、心理以及生活方式、社会和自然环境等层面的）整体医学思想和各种优秀的无（少）毒副作用的自然医学体系，让民众成为康疗的设计者、参与者和执行者，我们需要一种源自于人民和有效地服务于人民的新医药学，即"中道的医学"。

什么是中道的医学？简而言之，它是各类文化中自然医药体系的历史成果。首先，它是涵盖人的灵性的医药。汉代医圣张仲景在其巨著《伤寒杂病论》中陈述道：夫天布五行，以运五类，人秉五常，以运五脏。指的是宇宙由五行构成，五行是世间万物的物质表现，人类具有精神道德五常，它们主宰着五脏六腑的正常功能。傅海呐（Heiner Fruehauf）教授在其《论无形能量在传统医学体系中的重要性：古典中医的情绪治疗》一文中，追溯了中国古典医学的这种精神传统，并对几千年来儒家传统的"性理治疗法"给予了简洁的陈述。儒家的天人观是中国人数千年医疗实践的哲学基础。"治愈"意味着洞悉与感悟作人的本质，并且响应与生俱来的良知与内在情感的召唤。这种治疗形式似乎如此简单甚至"普通"，但却卓有成效、意义深远。

查尔斯·麦克威廉（Charles McWilliam）是一名崇尚传统自然疗法的基督教学者和医师，他认同儒家"天人合一"的健康观念，在其《西方自然医学的演变与发展》一文中，他着重介绍了有影响的基于信念的治愈体系。文中提出的"安慰剂效应"（placebo effect）虽然被西医排斥在科学研究领域之外，但却有效地证明了思想、信念、期待对人体治愈能力的激发，从而极大地提升和改善了治愈效果，因此，它应当被视为各种治疗方法的关键组成部分。查尔斯通过寻迹苏美尔、美索不达米亚、埃及、以色列以及希伯来文明的传统治愈实践，概述了巫术、信仰、道德、宗教与医药之间的密切关联。与东方道家思想相似，早期基督教传统中的健康也是通过心灵净化和严格的饮食调节而获得的。同儒家一样，早期的基督徒认为道德自律、仁慈和博爱是治愈过程中必要的精神途径。从修道院康疗传统演变而来的自然医者们相信，病人的救赎应包括身体、心理和精神三个层面，该理念是构建西方现代医院的人文基础。查尔斯对民俗、药草以及 19 世纪盛行于欧美地区的自然疗法运动的概括不但内容翔实，而且强调了基督教自然医学拒绝将人的生命仅仅定义为生理代谢过程。一个很好的例子是俄瑞特（Ehret）的禁食疗法，这对于参加各种"辟谷"修炼的众多现代中国人并不陌生。现代营养学研究报告显示：过多（大于 20%）蛋白质摄入与肝癌有直接关系。从塞巴斯蒂安·奈普（Sebastian Kneipp）神父的水疗法到蒂尔登（J.H.Tilden）基于毒血症理论（toxemia）的自然疗法；从艾萨克·詹宁斯（Isaac Jennings）的正骨疗法到托马斯·阿林森（Thomas Allinson）的公共和个人卫生医药；从本尼迪克特·卢斯特（Benedict Lust）的自然疗法到新思潮运动（new thought movement），西方各种自然医学流派均注重树立健康的生活方式，以及清除机体和精神毒素（detoxification）在康疗过程中的必要作用。未来医学的希望应当利用自然生存机制，加强恢复健康的能力，而不是通过创建新型药物和其毒性副作用来对抗或阻碍这一机制。

中道的医学必须是以提高民众的健康水平（而非只对抗疾病或压抑症状）为目的的医学。自巴斯德（Pasteur）的"细菌理论"问世之后，细菌被认为是众多疾病的病源，对抗医学（allopathic medicine）成为主流医学，医生们过于关注消灭病菌的药物，而患者的真实感受、生活方式与健康环境则退出了医生的视野。公共卫生成为所有医学院校的一种摆设或附庸。肯纳（Dan Kenner）是一名哲学家和自然疗法医生，他在《德、法自然医学简述》一文中强调，传统中医的复兴并不在于广泛应用生物医学研究方法和技术，而在于还原经典中医的"全系统"（whole-system）治疗理念，并且强调生物个体性、疾病预防、早期诊断、生活方式改变和生态环境改善在提升民众健康水平中的作用。该文首次为中国读者介绍了源自于西欧自然医学界的生理体质理论（theory of terrain）、德国生物医疗（German biological medicine）和法国生物内生学（French endobiogeny），通过与经典中医全系统理论的比较，展示了不少经典中医可以借鉴与融摄之理论与方法。例如，德国生物医学的领军人物雷克威格（Reckeweg）博士在其《健康—疾病连续体》著作中，将人的身体定义为一个"处于动态的流动系统"，疾病则是"病理过程的系统"。疾病发展分为六个阶段，和经典中医的六经诊断不谋而合。此外，沃勒尔（Voll）的 EAV 理论起到了连接现代物理、生物活力论和中医经络理论的作用。法国生物内生学集成了现代生理学、经验医学和临床本草疗法，这门学科认为，神经内分泌系统在调控人体生命各个功能方面起到了枢纽的作用，通过整体分析该体系的"网络"（network）和"途径"（pathways）和它们与环境、压力的关系，医生可以根据每个患者不同的体格、年龄、精神状态和生活习性，结合客观的血液化验指数，鉴别病人疾病进程的关键因素，从而找出对个体的生理体质（terrain）偏差进行调护的草本药物。显然，这种整体诊断和药性理论与经典中医如出一辙，如果经典中医能够成功地融合这些建立于整体生命观之上的西方自然医学体系（例如生物内生学），那么中医的诊断标准将会更加客观，中草药的炮制将会更加标准化，显然这会更加有利于中华医学在全球范围的传播与推广。

中道的医学应当是无毒副作用的、创新性和超越文化地域的新医学。和疗医学就是一个好例子。在《和疗医药学的历史演变及其与中医药学交流融合的探讨》一文中，薛史地夫教授、孙有智教授和杨环博士介绍了和疗医学这一源于德国的自然医学体系的哲学思想、康疗原理和演变过程。和疗医学的理论基础来源于古希腊、印度阿育吠陀养生学、经典中医、西方植物医药学，它是这些不同地区的传统医学疗法相融合后所产生的璀璨成果。其主要药理治疗包括单一疗法、复合疗法、舒斯勒细胞生物盐疗法（shussler cell salts）、同源疗法（isopathy）、病原疗法（nosodes）、同位素疗法（sarcodes）与药原疗法（tautopathy）、巴赫花精（bach flower）疗法、复合剂疗法（complex remedies）等，这些疗法被视为最温和的医药体系，并具有显著的临床效果。

德国医药大师魏和（Weihe）在近百年前创建的魏和疗法（Weihe theory）是连接中医经络系统和西方和疗医学的桥梁。中药和疗化不仅在理论上具有可行性，而且在实践中也可以减轻中药毒性，保留甚至增强其功效，对此值得深入研究。正如傅海呐教授总结的那样，透过中国古典医学的角度来对和疗医学进行比较和结合是自然而然的，其理由如下：

1）经典中医与和疗医学有着相似的哲学思想，两者都信奉自然机体的治愈能力，以及宏观宇宙与微观人体的和谐，即天人合一；

2）两者都运用颇为复杂的辨识体系，重点关注患者本人和他们所呈现的症状和现象，这与常规医学专注于诊断疾病（辨病）形成鲜明对比；

3）两者都以能量（即"气"）的概念为中心，不像诸如解剖学、生物化学等现代医学那样更加注重物质概念；

4）两者都高度实用，并且反映了清朝医师王清任曾提出的作为真正为百姓服务的四项原则：简、便、验、廉；

5）两者都遵循安全原则，即首先是无害的（正如希波克拉底的医师职责誓言中第一条所陈述的那样）。

世界众多自然医学体系均认同"医食同疗"或"药食同源"这一原则，被奉为西方医学之父的希波克拉底，有句家喻户晓的名句："食品即汝药品，药品即汝食品。"此话意味深远，它既强调日常饮食在健康维护中的重要作用，又提醒医者最有效的药物并非"对抗性"或毒性最强的药物，而是患者普通的食物。西方自然医师们素来重视食物疗法和营养均衡，他们在尊奉希波克拉底医师职责誓言的第一条"拒绝制造伤害"的同时，根据各个地区和历史阶段民众不同的食物结构，努力发掘多种食物营养辅助疗法。

在中国，中医最常用的剂型是汤药，皇甫谧的《针灸甲乙经》里说"《本草》传为神农撰，《汤液》传为伊尹撰。"汤剂是伊尹首先应用的，根据古代的传说，伊尹既是厨师，也是医师，集二职于一身。汉代张仲景的《伤寒杂病论》中的药方，像桂枝汤中共五味药，即桂枝、白芍、生姜、大枣、甘草，其中三味都是厨房常用的调味品和食物。其他如川椒、胡桃、桂圆、大枣、桂皮、茴香、酒等，很难严格区分哪些是药物，哪些是食物。孙有智教授、罗伯特·提尔（Robert Thiel）博士和熊旻利医师在《东西方营养治疗（又称食疗）的发展概况及比较》一文中，既详尽地展示了他们根据经典中医对不同体质而配置的食疗食谱，又客观地介绍、对比和分析了西方现代自然医学的营养辅助疗法。"食疗"廉价、实用，且无医药伤害的顾忌，将传统医学文化融入百姓的日常生活，用普通食物提取的维生素和微量元素来治愈疾患，继而提升全民的健康意识和积极参与医疗改革的热情，还医于民，建立"人民的新医学"，这无疑是一条切实可行之路。

自然医学不认同"科学主义"或"技术之上"，但它并不排斥现代科技，而且积极倡导科学技术的合理应用。西方医学的造影技术日新月异，但均受制于几个缺陷——成本昂贵，毒副作用，以及无法反映生命有机体的动态功能状态。美国是一个医疗科技创新和应用大国，许多医疗机构和专家信奉科技至上，尽管明尼苏达州在美国只是一个人口并不算多的州，但却拥有比加拿大全国还要多的磁共振检测仪，但如此高频率和高耗损地依赖于昂贵的设备，并没有使民众的健康水平和疾病治愈率超过其邻国。然而，许多并没有被主流医学所重视的（其中大多数为非常廉价的）新型功能检测技术则在民众的健康维护中起到了重要的作用。例如德国和美国自然医学专家们所研发的非侵入性全人诊疗体系——"人体脏腑温度调节谱"（regulation thermography）（与经典中医的"三部九候诊法"有异曲同工之处），与各种西医造影检测技术相比，其成本低廉，精确程度高，且无任何毒副作用。又如，利用心率变异（HRV）而制成的各种针对神经系统的功能监测，可以为现代快速社会中人们所承受的压力状态给予准确而及时的反馈，激发民众在各自的生活和活动领域主动地寻找减除各种压力的康疗方法，避免过度依赖所谓的"抗抑郁症"药物；我国目前有高血压患者两亿多人，其中的大多数都在盲目地服用各种降压药，用便捷的血流动力学（hemodynamics）检测，则可以帮助患者客观地甄别出哪一类降压药是合理的，继而过渡到调节机体整体的草本药物或药膳。随着互联网医药科技的蓬勃发展和医药大数据的广泛应用，这些成本低廉的可移动功能检测技术，可以随时随地使医生和患者了解机体或脏腑的动态功能状态，在疾病未成形之前，掌握疾病演变的态势和走向，做到未病先防；在疾病成形之后，密切关注疗法或药物的有效性，让医生能够随时随地修改治疗程序，让患者可以积极配合，主动调节其生活方式、饮食习惯，甚至思维情绪等多方面，认真参与整个治疗过程，真正做到还医于民，同时还原医生这一职业的本质，使医生成为一位健康的引导者。

本书试图从跨文化和历史的视角，为大家揭示东西方自然医学中的核心思想和主要内容，使大家认识到常规生物医学的局限性，鼓励每个人在尊重各自传统的宇宙观和生命观的基础上，借鉴和融合东西方优秀自然医学成果，积极参与健康事业，共同建造一个以精神为生命本质、以预防疾病为宗旨、以能量医学和信息医学为主要干预手段、以治愈（而非抑制症状）为目的、以无毒性作用为最低标准、以每个普通百姓都可以支付得起的可持续发展的新医学体系。用主动的养生医学替代被动的疾病医学，这应该是每个医者的神圣职责，也是广大人民的殷切期盼。

薛史地夫

平源堂·全国首家整合医学中心

2015 元旦写于黄山太平湖畔

致　谢

　　这本书是集体智慧的结晶，作为主编，我首先要感谢该书所有的作者们：儒家学者余东海先生不辞辛苦，数次修改序言，他深厚的儒学功底和优美的文笔为该书增色不少；美国国立自然医科大学的傅海呐教授学贯中西，他对传统中医中性理疗法的专研，将极大地拓宽我们治愈情志类疾患的思路；年逾古稀的泛美自然疗法学院的查尔斯·麦克威廉教授堪称一位百科全书式的学者，他对西方自然医学史以及和疗医学不同流派的讲授，将对中国作者了解和学习西方自然医学提供宝贵的素材和视角；深谙日本针灸和德法自然医药学流派的肯呐医师多次来中国讲学，他对慢性疾病的自然康复疗法有着系统而深入的研究，其著作受到众多中国读者的喜爱，也为我国未来慢性病的防治提供了重要的思路与参考；罗伯特·提尔博士数十年来积极倡导自然食物营养品的选用，这对我国方兴未艾的保健营养品需求提供了不可或缺的判别素材；孙有智教授和熊旻利医师对传统中医药膳学的推广，将是今后养生医学中最重要的组成部分；杨环博士和熊旻利医师用她们精深的外语素养，与我一道完成了大量的和疗医学文献的编译工作，使我在和疗医学的探索途中，不再感到孤独，她们将肩负起未来东西方自然医学的复兴与融合的重任。

　　亚利桑那整合医学中心的肯尼思·佩尔蒂埃（Kenneth Pelletier）教授数

次安排并亲自陪同我们对美国整合医学中心和相关康疗机构进行科学考察和科研合作；年迈的法国全人内分泌学专家让·克劳德·拉普拉兹（Jean Claude Lapraz）为我们了解源内分泌学的起源、原理与临床应用提供了大量的素材；旧金山著名的营养医学学者理查德·坤宁（Richard Kunin）为我们了解西方自然医学中主要营养医学流派提供了许多建设性的建议与材料；德国和疗企业 Syntrion 的创建人罗纳德·厄尔曼（Ronald Ullmann）带领我们认识和了解了众多的德国和疗医药厂家和企业，世界和疗医师协会（liga medicorum homoeopathica internationalis，简称 LMHI）专门为正名和疗医学的中文翻译做了大量的论证，为今后持久而高效地宣传和疗医学奠定了良好的基础。

黑龙江中医药大学的姜德有院长为我完成和疗医学与经典中医的比较研究提供了难得的机会，江西中医药大学的左曾云院长数次邀请我去学院讲课，并积极推荐和疗研究的后备人才，安徽中医药大学的王键校长将平源堂设为该大学新安医学临床教学实践基地，使得我们可以在更加广阔的平台上进行东西方自然医学的比较研究。香港中文大学中医学院也对和疗医学的学术宣传给予了积极地支持与配合。

一批企业界的精英也为该书的出版提供了大力支持：华宝集团董事会主席朱琳瑶女士赞助了香港国际整合医学有限公司，积极支持我们对欧洲主要自然医学体系进行全面的调研与评估；盛高投资董事会主席王伟贤先生投资了平源堂的建设，为我们打造中国首家整合医学社区健康中心奠定了稳定的基础，也为我们吸引高水平临床研究人员，完善养生社区新模式创立了优质的条件。

最后，我们要感谢千千万万个关注和喜爱自然医学的普通民众们，你们的热忱是我们的动力源泉，敬畏生命，维护健康，这是我们共同的事业，让我们继续共勉。

薛史地夫

2015 年写于黄山·平源堂

第一章

论无形能量在传统医学体系中的重要性：
古典中医的情绪治疗

傅海呐　著

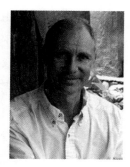

　　傅海呐（Heiner Fruehauf）出生于德国医学世家，他的曾祖父曾与欧洲"自然疗法"运动创始人塞巴斯蒂安·耐普（Sebastian Kneipp）一同从事相关的研究工作。傅教授曾求学于德国蒂宾根（Tübingen）大学、汉堡大学、中国复旦大学、日本早稻田大学和美国芝加哥大学，并于1990年获得芝加哥大学东亚语言和文化学系博士学位。

　　他曾在成都中医药大学博士后站进行研究学习，师从著名的中医方剂学专家邓中甲教授。他创建并一直执教于美国波特兰的美国国家自然医学院经典中医学院（School of Classical Chinese Medicine of National College of Naturopathic Medicine）。

　　他精通汉语，熟读中国经典，学贯中西。他的主要研究课题是将中国传统哲学理论与临床医学相结合，已出版多部有关中医药学理论和临床实践方面的著作。

传统中医将人体分为不同层次，可与现代科学的标准观点相对应，这是传统中医的一个显著特点。人体中那些难以察觉的或不可见的部分在顶层，而那些解剖结构和生化物质则位于底层。意识引导能量的流动，能量的状态则决定了身体的形状、结构和动作。

然而，在过去的60年里，标准化的中医在其临床应用中很大程度上采用了西方医学的模式，更注重人体的形体结构和生化层面。因此，近年来，中药越来越受到重视，而针灸和中医中其他纯能量层面的内容被逐渐忽视。那些不借助于生化干预却能够改变人体精神和能量状态的方法，本是传统中医最先考虑，也最为注重的部分。但中医的现状不仅是其历史发展的倒退，也丧失了传统中医在临床应用中最有效的部分。

现在很多医生发现，大部分患者的症候群通常被表述为"压力"。而在病理生理学中，情绪上的压力通常被看作是一种干扰因素，而非致病因素。这种看法与传统中医的原则正相反，传统中医一贯将情绪失衡看作一种主要的精神层面的病痛。古代中国哲学将情绪、情感作为决定人们命运的关键，同时，由于疾病的发生与人的性格有很大关联，因此也将其作为我们关注的重中之重。

西方医学从20世纪开始遭遇身心医学理论，唯物主义科学一直将情绪视为一种模糊的因素，其本质是难以察觉且无法量化的。其结果是现代的医生通常忽视因压力、抑郁或焦虑而引发的症状，或仅仅是开些药来医治。这种偏见影响了现今学院派中医如何看待情绪的作用。中国将当代中医的品牌名称署名为"TCM"，认为非局部的以及非结构性的症状属于中医的治疗范围，教科书中的中医理论缺乏对情感的本质及变化全面深入的论述。

通过查阅相关的古代文献，我们可以轻易地发现传统中医一贯注重情绪的复杂性和重要性，本文希望能提高人们对于这一点的认识。以下所引用的文献，很多都是两千年前写的，这些文献能让我们清醒地认识到，城市中人们的很多疾病都是因情绪压力引起的。这一看法对当代中医临床提出了一个非常有价值的思路，而鉴于中医临床的现状，这个思路比以往任何时候都适用。

身体和意识的关系

"在人类对事物的认识方法中，我认为最重大的选择是对时空的选择。"

当代哲学家刘长霖深入分析了中医和现代科学的区别。他认为中医是以时间为导向，是一种建立在古老能量运动科学基础上的疗法。而西方医学是一种以空间为导向的疗法，是基于物质分析的现代科学。确实，现代和古代医生的主要区别在于他们如何看待物质、能量和意识的本质及之间的相互关系。是先有鸡？还是先有蛋？所有扎根于科学唯物主义的医学均极力推崇物质。现代中医术语中将身心医学称为形神病学并非偶然，从字面上看，指的是一门阐述形体（第一位）与精神（第二位）在疾病的发生过程如何相互关联的学科。一本 1991 年出版的有关身心相互关系的中医启蒙读本论述道："形与神的关系，形是第一性的，神是第二性的，先有形，后有神，神是形派生的。"在这本著作中，哲学家荀子被看作是推动唯物主义思想进步的先锋，而大部分佛教和道教关于物质的论述则被看作是"中国古代的神学理论，用宗教的神学来解释人的心理活动"。

然而，中医经典中的论述与之正相反，认为是神和气的无形力量在控制着物质。《灵枢》中提到："一以法天，二以法地。"6 世纪（北齐）的哲学家、文学家刘昼对其有更为详尽的论述："故神静而心和，心和形全；神躁而心荡，心荡则神伤，将全其形，先在理神。"

"精、气、神"理论（当代身体—心理—精神理论的先驱）是中医最为基础的原则之一，根据这一理论，中医诊断主要先判断气和神的状态，其治疗也是在调节气和神，即使主要目的在于调形，也会从气和神入手。早期中医著作中关于神的概念可以概括为"难以察觉的，隐形的，却控制着所有的一切"。

在所有主要的中医经典著作中，包括《黄帝内经》《难经》《伤寒杂病论》，都提到了高水平医生（上工）的概念。按照这些经典的看法，一个杰出的治疗师是能够诊断和治疗神这一层次的疾病的。《黄帝内经》中对此有很明确的论述："是故圣人不治已病治未病，不治已乱治未乱。"与之相反的是，"下工救其已成，救其已败。"因此，最高水平的医生能够发现那些平庸的医生所无法察觉的症状，如《黄帝内经》曰："形乎形，目冥冥，问其所病，索之于经……神乎神，耳不闻，目明心开而志先，慧然独悟，口非能言，俱视独见，适若昏，昭然独明，若风吹云，故曰神。"

因此，一个典型的、出色的医生应该是"法于往古，验于来今，观于窈冥，通于无穷，粗之所不见，良工之所贵……是故上工之取气，乃救其萌芽，下工守其已成，因败其形"。传统的中医医生所关注的重点可总结如下："一曰治神，二曰知养身，三曰知毒药为真，四曰制砭石小大，五曰知府藏血气之诊。"

天地之间：人的命运和心

1174 年，宋代儒医陈言在《三因极一病证方论》中扼要陈述了三种疾病发生的原因，迄今仍被看作中医剖析发病机理的一个模型："三因者，一曰内因，为七情，发自脏腑，形于肢体。一曰外因，为六淫，起于经络，舍于脏腑。一曰不内外因，为饮食饥饱，叫呼伤气，以及虎狼毒虫，金疮压溺之类。"

陈言的理论被认为是对三因学说的一种开创性介绍，其实在很早以前，中医就了解到精神因素致病与非精神因素致病共存这一特点，在疾病的定义产生时便有了这样的认识。从最早的医学文献开始，通常用两个中文字来表述疾病的概念，即"疾"和"病"。一部较早的字典《释名》是这样解释"疾"这个字的："疾病者，客气中人急疾也。"相比之下，"病"这个字使用得更为广泛，《释名》认为："病，疾加也。"即"病，并也，并与正气在肤体中也。"单从字面意思上看，"病"的意思是"心病"。这个字是由两部分组成，一个代表很重的疾病（这一符号象征着一个卧床不起的人），还有一个是天干中的"丙"，与火和心有关。两部分加在一起，整个字的意思是一个人由于思想、情绪或精神的原因而引起身体上的病患。

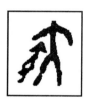

甲骨文中的"疾"：一个人被箭击中

尽管对于神的主导地位及其在疾病形成中所起到的关键作用已有明确的论述，但许多当代中医医师已将神及许多传统中医的经典内容降级为中医历史发展的旧物，认为这些已与马克思唯物主义科学思想不相匹配。最终，许多现代中医的医生开始越来越关注病毒和细菌，而非将精神压力作为导致疾病的原因。

与现代的发展正相反，所有过去出色的医生都认为只有动物和开明的圣人能够摆脱情绪的影响，而一般人都容易因为情绪而引发疾病。18 世纪的名医徐大椿曾说过："禽兽之病由于七情者少，由于风寒饮食者多，故治法较之人为犹。"1625 年，缪希雍在其著作《本草经疏》中表达了相同的看法："上古之人病生于六淫者多，发于七情者寡，故其主治尝以一药治一病，或一药治数病。今时则不然，七情弥厚，五欲弥深，精气既亏，六淫易入，内外胶固，病情殊古，则须合众药之所长，而又善护其所短。"

因此，感情和情绪是人类的核心特质。古代中医文献认为，人被赋予一颗心时也随即陷入了一种两难的困境，使得人们一直在属地的动物性的欲望和属天的高尚精神间作斗争。《说文解字》是一部最早期的中文字典，其中关于心的定义是："心，人心，土藏。"除了解释人类心灵的复杂性，以区别于其他生物，这本诞生于2世纪的伟大著作还提到了一个鲜为人知的事实：在中医发展的早期，心也被归为土脏，而如今只归为火脏。从中国人的宇宙观来看，心最早被称为一种土制容器，是"中空的容器"，用以藏神，这一看法比较妥当。与旧约及其他古老传说中创世记的故事相似，在中国神话中，人是由黏土创造的，如宋代《太平御览》中提到："俗说：天地开辟，未有人民，女娲抟黄土作人。"因此，自古以来"人"被形容为拥有一个属土的心，当心处于健康状态，便能够储藏精神的火，包括情绪及其可能引发的问题。

另一个心的特性是数字五，也使其与土和人类命运相关联。许多古籍，包括《黄帝内经》都提到所有生命形式可被分为五大类：一为多鳞的生物，属水，与数字一相关，代表生物为龙；二为有翅膀的生物，属火，与数字二相关，代表生物为凤凰；三为多毛的生物，属木，与数字三相关，代表生物为独角兽；四为有甲的生物，属金，与数字四相关，代表生物为龟；五为裸露的生物，属土，与数字五相关，代表生物为"人"，或如古人所认为的圣人。

从古代中国文化的角度来看，人与五的节律息息相关。《管子》是公元前7世纪哲学家管仲所著，其中提到："经过了五个农历月，人开始成形，后生于第十个农历月。""五"由第一个阳数三和第一个阴数二组成，在很多古代传统中，"五"被认为是代表了"终极情感——爱"的数字。正如阴储藏阳，阳在阴中运作，"五"这个数字本身诠释了土储藏火，或是神在身体中运作。这可能是中医理论以五行体系作为主要诊断方法的原因吧。它是评估人体最合适的体系：评估神圣的灵如何在动物性的身体中运作。

数字五与五行密切相关，因此与动作本身也有密切联系，协调着地上升的动作以及天下降的动作。人的心与农历第五个月相关，其性质主要是土，其次是火。作为人类，最主要是去顺应其土的本性：一块厚土，带有尚未被驯化的记忆，却有着天赋的使命，正是因为这一使命，才有了人体姿态的进化。大部分动物是用四只脚行走，这是由它们在地球上的使命所决定的，而人是直立行走，头朝向天，他们的使命是去探索天与地。因此，"五"这个数字既代表了人类，也代表了进化。对于发明中医的人来说，人被赋予一颗心，因而能够去感受，去联结，并用仪式去赞颂更高形式的存在，它是所有生命之源。人的心运作不息，需要土的稳定去包容这一变化无常的火。否则，神便没有了扎实的根基，容易受到七情的影响而消耗身体。

属天的本性和属地的情绪

心的数字是五，反映了它土性的本质，属地的同时也带有属天的使命。而道家的论断与之正相反，道家认为五主要反映了阳和天的性质。如此，意味着五大天体的运动（五运），以及对于人类属天的安排："余闻人之合于天道也，内有五藏，以应五音、五色、五时、五味、五位也。"为了详细说明数字五如何传达属天讯息的作用，古代医学著作进一步阐明了人类拥有五志和五性。

五志如下：怒与木脏肝相关，喜与火脏心相关，思与土脏脾相关，悲与金脏肺相关，恐与水脏肾相关。它们属于人的心身活动的一部分，《黄帝内经》在表述人的情绪与气机运作的关系时说："怒则气上，喜则气缓，悲则气消，恐则气下……思则气结。"

与宇宙中所有具有数字五这一属性的事物一样，五志从本质上来看都是具有积极作用的，都促进了人类的进化发展，认识到这一点十分重要。只有当人们因为私欲而产生过度的情感才会引发失衡，随后导致或实，或虚，或郁的状态。徐大椿论述道："夫五志过度则火发于中而为病耳。"在这种情况下，生气转为愤怒，欢喜转为狂躁，思考转为焦虑，怀恋转为悲伤，敬畏转为害怕。像所有古代文字符号的创造一样，中文字构造的高明之处在于，五志的名字本身已经包含了光亮属阳的那面以及黑暗属阴的那面。

与《黄帝内经》同时期的几部著作，如《荀子》《春秋繁露》《大戴礼记》《白虎通义》等，其中或多或少都论述了有关人的五性的内容，已不见于现今中医的教科书中。这些也被称为五常，即仁，与木脏肝有关；礼，与火脏心有关；信，与土脏脾有关；义，与金脏肺有关；智，与水脏肾有关。

古代中国理论体系用数字十二来表述天地及人体内部周期性的功能运作，这是这一理论体系一个明确的特点。两千多年前，汉代的思想家总结了一个宇宙的全息对应模式，其中，十二大天体与中国的十二州相应，也对应了人体内的十二脏腑。在大多数古老文明中，都发现了数字十二这个体系，而在中国，存在一种关于数字十一的体系，由属阳的数字五和属阴的数字六组成，这一体系比数字十二的体系出现更早。因此，天是五运六气运作的场所，而人体则是五脏六腑的集结地。从《黄帝内经》诞生时期开始，在修订过的中医十二循环体系中，心包被看作是第六个脏，尽管如此，五脏六腑仍是现今用以表述人体各大器官系统的字眼。这一情况可能是由于心包的作用是"喜乐出焉"，将心包看作是整个脏腑系统中与情绪最密切相关的器官，因此，把心包归属为属地的六的范畴，而非属天的五。

这一包罗万象的"五—六"对应体系，还有另外一个显著的特点，那就是与人的五性六情相应，将人属天的五种特质（五性）与属地的六种情感（六情）联系在一起。五性六情被认为创造了微观宇宙的"气象"，正如五运六气创造了宏观宇宙的动态变化。荀子指出，五性是天赐的特质，而六情则是五性功能的延续："生之所以然者谓之性……性之好、恶、喜、怒、哀、乐谓之情。"

五性被认为是属天的，永恒不变的，却容易遭受六情的不良影响，六情通常包括好、恶、喜、怒、哀、乐，相对而言，六情更不可预知。数字六代表了三维空间，与来自于地的身体和自我的诱惑有关。正如一部早期的道家著作所说："故含五性多者象阳而仁，含六情多者象阴而贪。"

因此，通常认为六情会使人的天性失去平衡，陷入混乱状态。一部老子的早期著作说："守五性，去六情。"这部著作进一步详尽说明了"人能除情欲，节滋味，清五藏，则神明居之也"。许多佛教著作也认同这一观点，说明佛家和道家所阐述的内容是相通的。对于以上观点，佛经《十住毗婆沙论》中论述如下："禁六情如系狗鹿鱼蛇猿鸟。"1世纪的著作《白虎通义》进一步指出性和情这两个字的本义是："情者，静也；性者，生也。"我们注意到，这一共同的特性也与六腑有关。在正常生理情况下，六腑应该是空的，但在病理情况下，会变成实的状态。

与六情直接相关的是六欲，六大引发欲望的感官是眼、耳、鼻、舌、体和心。著于公元前3世纪的《吕氏春秋》首次提出了情感与欲望的关系："天生人而使有贪有欲。欲有情，情有节。圣人修节以止欲，故不过行其情也。故耳之欲五声，目之欲五色，口之欲五味，情也。"

一直到12世纪，始于宋代陈言的《三因极一病证方论》，原来被广泛使用的六情或六欲才被称为七情，这是现今中医有关情感病理的专用术语。这一变化可能是受到新儒学大家朱熹观点的影响，朱熹对于七情概念的论述也是基于早期《礼记》中七情的相关内容。

需要指出的是，还存在其他关于情感的分类方法，如佛家早期著作中常提到的五情。无论是哪种体系，所有传统关于情感的分类方法中都一致认为情感是导致疾病的主要原因。

来源	五情	六情	七情
礼记（公元前3世纪）			喜、怒、哀、惧、爱、恶、欲
荀子（公元前3世纪）		好、恶、喜、怒、哀、乐	
汉书（1世纪）		善、恶、喜、怒、哀、乐	

来源	五情	六情	七情
白虎通义（1世纪）		喜、怒、好、恶、乐、哀	
中国佛家经文（3~6世纪）	非特指（与五根相关：眼、耳、鼻、舌、体）	非特指（与六根相关：眼、耳、鼻、舌、体、心）	
海录碎事（12世纪）	喜、怒、哀、乐、怨		
朱子语录（朱熹，1130~1200年）			喜、怒、忧、惧、爱、恶、欲
与现今七情概念相关的主要医学著作：《三因极一病证方论》（1174年）《世医得效方》（1176年）《济生方》（1253年）《普济方》（1406年）《濒湖脉学》（1564年）《证治准绳》（1602年）《景岳全书》（1636年）《医宗金鉴》（1742年）			喜、怒、忧、思、悲、惊、恐

礼仪的作用以及儒学教育家王凤仪的情绪疗法体系

"圣人之所以异者，得其情也。由贵生动则得其情矣，不由贵生动则失其情矣。此二者，死生存亡之本也。"《吕氏春秋》总结了如何运用中华传统智慧来处理人们面对情感问题时所遇到的困境，强调掌控情绪是保持健康长寿所必需的。书中还提出，情绪失衡会引起能量的瘀滞，是产生痰湿、瘀血以及其他形体结构病症的原因，这一点也是我们目前所公认的。为了消除情绪压力及抑郁引起的急性病症，现代的中医师通常会用汤药来治疗，比如我们所熟知的"逍遥散"，发明于 11 世纪，用以消除情绪方面的瘀滞，恢复到闲适的状态。然而，许多过去的医生认为，无法用中药来治疗更深层次的情绪问题，需要直接作用在精神的层次。比如，徐大椿介绍了如何运用五行中的相克循环来处理由于情绪的过度波动所引发的疾病：

> "夫五志过度，则火发于中而为病耳。怒则气上，喜则气缓，悲则气消，思则气结，恐则气下之类。夫五志过伤，非药可治，乃以所胜治之。悲胜怒，喜胜悲，恐胜喜，怒胜思，思胜恐之类。是已夫悲可以胜怒，以凄恻苦楚之言感之，喜可以胜悲，以浪谑亵狎之言娱之，恐可以胜喜，以迫死亡之言怖之，怒可以胜思，以污辱之言触之，思可以胜恐，以虑彼亡。"

在历史上其他医生的病案中也提到了这种"以毒攻毒"的疗法，但它并非公认的用以治疗情绪失衡的方法。更典型的方法是，如一些宗教经典中所倡导的，要彻底摒弃情绪本身，而更多的著作则提出一种较为和缓的方式，提倡用适当的方式来引导强烈的情感，使其处于平衡状态。这些著作中所用到的最关键的词语是"节"（使和谐，节制，使有节律）。许多相关的书籍中将节制定义为圣人之所以区别一般人的显著特点，只有圣人能够合理地运用情感，并由此获得更深层次的连接，而不被情感所误导而最终死于疾病。而对一般人来说，用以节制过激情感最好的方式是建立礼节性的仪式，正如 1 世纪著名的史学家班固所说：

> "人含天地阴阳之气，有善、恶、喜、怒、哀、乐之情，人禀异性而不能节也。唯圣人能为之节而不能绝也，故象天地而制礼乐，所以通神明，立人伦，正情性，节万事者也。有男女之情，有妒忌之心，为制婚姻之礼；有交接长幼之序，为制乡饮之礼；有哀死思远之情，为制丧祭之礼；有为

崇敬上之心，为制朝觐之礼。丧有哭踊之节，乐有歌舞之容，正人足以副其情，邪人足以防其失。故婚姻之礼废，则夫妇之道缺，而淫僻之罪多；乡饮酒之礼废，则长幼之序失，而争讼之狱繁。丧纪之礼废，则骨肉之恩薄，而皆死忘生者众矣；朝觐之礼废，则君臣之位失，而侵凌之渐起矣。"

根据这部著作中前一章节关于五常的论述，礼与心的关系最为密切。作为一位研究中医的学者，我最感兴趣的是去发现情绪治疗和古代中国礼仪间的确切联系，这一话题常被看作是人类学家和宗教历史学家的老生常谈。它使我更为确信我的许多中国老师所教导的，也就是针对东方医学的基本概念进行有意义的研究，需要我们把自己完全融入《黄帝内经》以及其成书前的时代背景。

从临床角度来看，如今提到礼貌、规矩、礼仪以及节制情绪这些概念，就好像周六晚上穿着祖母的大衣外出一般的不合时宜。而当我遇见中国北方的一些医生仍用儒家关于德、礼、社会关系的教导作为他们主要的治疗方法时，不免令我眼前一亮。他们的治疗方法是比较激进的，尤其是在 21 世纪崇尚科学唯物主义的背景下。他们不用药物或针进行治疗，只用说故事和自我肯定这些非物质的方法。这些医生遵从古代文献的教诲，他们相信是因为不良情绪遮蔽了人性中最光亮的那一面，才导致了大部分的疾病。

这种当今仍流行于中国北方的辽宁省、吉林省及黑龙江省的疗法，应是源于儒学教育家王凤仪（1864~1937 年），在 20 世纪早期，他是国内情绪治疗领域的权威。王凤仪的传记中提到，他原先是一个农民，贫穷且没有文化，在为父亲守孝的三年间，他意识到了情绪的本质及其导致疾病的可能。他发现，所有的情绪源于社会关系的相互影响，尤其是社会关系的核心部分，也就是一个人的家庭。他很迫切地想要帮助大家摆脱贫穷和内战所带来的病痛，因此开始行走于各个村落之间，传播儒学关于每日生活中关注精神的观点，即关注和谐的家庭关系。他的演讲在当时可谓是一种传奇，吸引了广大农民听众，其中一部分以摘录的形式保存了下来。

此外，王凤仪对推动中国女性教育改革有着很大的贡献。他帮助建立了700所供女孩读书的学校，他认为女性无权接受教育是传统儒家教条的一个缺陷。在王凤仪有关自我责任的理论中，他把女性（母亲、妻子、女儿）看作是决定每个家庭关系健康发展的核心因素，并决定了每个家庭成员的健康以及整个国家的健康发展。他认为，女性最能说明他有关社会哲学的核心部分，也就是严于律己，宽以待人。王凤仪在传播儒学、董仲舒及朱熹学说方面起到了重要的作用。王凤仪及其学生的许多论述都与公元前2世纪董仲舒所说的极为相似：

> 《春秋》之所治，人与我也；所以治人与我者，仁与义也；以仁安人，以义正我；故仁之为言人也，义之为言我也，言名以别矣……仁之法在爱人，不在爱我；义之法在正我，不在正。

从中医的观点看，王凤仪学说最重要的部分是详尽阐述了五行体系。这一体系包括我们所熟悉的五行与五脏、五色、五味等之间的关系，也将其与古代关于道德的论述及王凤仪在治疗方面非凡的洞见和经验整合在一起。现在和那时一样，患者通常被要求讲述他们的故事，然后能诊断出其因为某种情绪的负面影响而违背了德，特别是因为愤怒（木）、怨恨（火）、责怪（土）、批判（金）或鄙视（水）。王凤仪被认为是一位极富洞察力的治疗师，一些学生也继承了他的衣钵，他留下了有关身体不同部位的病痛如何与特定情绪及家庭成员息息相关的详细论述。

五行	木	火	土	金	水
五脏	肝	心	脾	肺	肾
五元	元性	元神	元气	元情	元精

五常	仁	礼	信	义	智
五性	主意	明礼	信实	响亮	柔和
五力	容	敬	执	别	临
五毒	怒	恨	怨	恼	烦
五戒	杀生	邪淫	妄语	偷盗	饮酒
五种家庭角色	年长的孩子	父亲	祖辈	年幼的孩子	母亲
五种社会角色	工人	领袖	农民	学者	商人
五种面部特征	长	尖	方	圆	丰满
五大发音器官	牙	舌	鼻	唇	咽
五种音调	突发音	高音	平音	拉长音	低音

  王凤仪的治疗体系中包括治疗师的讲述，几个词语或是一整晚的故事，以改变患者的心。故事的题材常源自中华道德历史的宝库，但最有代表性的还是患者每日生活环境中所发生的故事：王凤仪治愈某位病患的事例，或邻村某人被治愈的生动故事，最理想的是他们亲临现场见证其令人心碎的疗愈全过程。这一方法被称为"性理辨病"，意思是"通过讲述，诉诸更高层次的本性，以消除疾病"。当患者意识到情绪在整个疾病形成过程中的作用，并保证不再归咎于他人，而是彻底改变自己，此时疗效便能显现出来。

  复制这种治疗过程可能不会有太大效果，尤其对于那些来自不同文化背景的人，但不论是治疗师还是患者都强调，能激发强烈反应的是讲故事的那个人，他本身过着一种不违背原则，时常行善的生活。刘有生的故事是一个特别感人的例子，我在俄罗斯边境的一个村庄认识了这位民间的治疗师，他把自己的房子改成了一个临时的安养院，为许多远方来的患有不治之症的病人提供免费食宿和治疗，时间长达整整 25 年，有时一天会增加 20~40 个患者。

  2006 年的夏天，我有幸拜访了王元五女士（王凤仪的曾孙女）、刘有生先生以及其他传承王凤仪性理疗病的治疗师。三周的时间里，我亲眼目睹了他们用讲故事的方式进行治疗，以及患者身体清理的过程。若干年后，我又有机会参加了两次性理疗病的静修课程，这两次静修针对现代城市居住者的需要，由广西中医药大学传统中医临床研究院的刘力红教授组织。两周的时间里，30位参加者学习了中医五行体系有关情绪致病的原理。同时，每人系统分析了他们与社会各成员间的关系，从他们的祖辈和父母，到兄弟姐妹及配偶，最后是他们的孩子、朋友、工作伙伴以及整个社会。整个过程旨在"去习性，化禀性，圆满天性"。

值得注意的是，性理疗病的过程并非讲述过去家庭关系所造成的伤害，而是完全意识到自己如何未能施行儒学的核心准则，也就是孝顺，以及五常，即仁、礼、信、义、智。正如之前提到的董仲舒所论述的，培养传统的性理疗病能促使我们完全关注自己的不足之处，而不是归咎于他人。"不怨人"是王凤仪的理论中一个基本的指导原则。作为一个在欧洲德语地区成长的人来说，我不禁将性理疗病体系与维也纳医生弗洛伊德的开创性疗法精神分析学相互比较。与弗洛伊德有关人类精神的理论及其关于潜意识作用革命性的观点不同，王凤仪将中华传统伦理道德融入现代临床应用。同时，他将这一历史悠久的理论用于解决现代人的身心问题。在我看来，其临床疗效远胜于弗洛伊德的精神分析体系。

我对这一治疗体系的研究十分有限，还不足以证实它在20世纪所取得的确切效果，作为研究传统中医基础理论的学者，看到古代情绪致病及情绪治疗体系能够如此完整地被传承下来，并对今天有如此重大的意义，着实使我感到欣慰。

总之，我认为中国古代关于情绪的理论是阐明古代医学理论深厚性的又一例证。孔子曾经强调"温故而知新，可以为师矣"。王凤仪及其学生已经证实了无论古代的理论看似多么久远或过时，真正经典的理论是永恒的，对现今亦是意义深远。

第二章

西方自然医学的演变与发展

查尔斯·麦克威廉　著

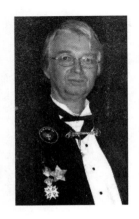

　　查尔斯·麦克威廉（Charles McWilliam）是北美最负盛名的传统基督教自然疗法医师，他创建了泛美自然医学院（Pan American School of Natural Medicine）和加勒比海整合医学中心（Integral Medicine Clinic at Nevis）。早在1981年，他在美国佛罗里达州就创建了第一个针灸和东方草药和疗学院。他的著作颇多，包括《电子与电磁疗法》（*Electrical and Electromagnetic Healing*）、《味觉测试定食谱》（*The Taste Test Diet*）、《和疗医学的历史演变》（*The 12 Stages of Homeopathic Evolution*）等。

就古代医学的方法、诊断和治疗而言，现代多数人的第一反应是将之视为愚昧和迷信的产物，只是有人偶尔会发现草药或民间疗法确实有效。这种偏见建立在西方公共教育、主流媒体和西方医学的世俗标准之上，所以贻害匪浅。人们忽略了一个基本的事实：东西方所有的传统医学（traditional medicine）都强调精神和情志对健康的重要作用，而当今的现代生物医学（bio-medicine）基于其极端唯物主义立场，根本无法合理地融合精神、信仰和意念这些基本生理反应之外的现象。医学科学主义（medical scientism）再次受到审视以及严重的挑战。

现代社会出现了一个引人深思的事实：多数现代药物的神奇功效依赖于著名的"安慰剂效应"。"安慰剂"一词源自拉丁语，意思是"我将取悦你"，指的是高深莫测、令科学家和世俗论者百思不得其解的有效治愈过程。所谓的学者们对"安慰剂效应"做出如下定义："一个与常规疗法（药物、手术或心理疗法）疗效相同，利用信念、期望等心理因素治愈多种疾病和心理问题的不为人们所理解的过程。"

越来越多药物的疗效不如实验用的糖片，这一事实使得制药行业近来陷入危机。当然，"安慰剂效应"要比肉眼所见深奥得多。当病人为疼痛所困，感到严重焦虑时，医生会给他们注射少量的维生素或生理盐水，却告诉他们这是高效止痛药，病人的疼痛即可获得缓解，为了缓解疼痛而注射安慰剂就像注射利多卡因来阻滞神经止痛一样有效。有些人认为对安慰剂的反应能确定疼痛的真假。其实我们都明白，这一问题及其最终结果没那么简单，但这是我们认识生命神性的一个有益的窗口。

让我们无比好奇的是，当很多病人第一次服用和疗药物（homeopathic remedy）时，尽管这些药物从理论上讲需要数小时、数日甚至数周才能发挥疗效，但他们的病情却即刻开始好转，不管你是属于哪种信仰派别的医生，这种"安慰剂效应"在医学界每天都在发生。

医生的暗示和患者的信仰不只激发中性药物和天然药物的积极反应，也能使病人抵抗药剂本身的毒性。吐根糖浆是烈性催吐剂，通常给服毒的人服用以清理肠胃。一位医生曾让恶心和呕吐厉害的两名病人分别服用吐根糖浆，并告诉病人他们服用的是安胃止吐药，结果病人止住了呕吐。精神的力量不容小觑，这在远古时期就已显现，它是人类生存的基石。

如果把这一现象称为"安慰剂效应"并不恰当，也并不意味着病人的反应仅仅源于对治疗的信任或治疗本身。毋庸置疑，"安慰剂效应"证明了思想能激发身体的自愈能力，病人对治疗的意念、愿望和信念会以某种方式直接转化为实际的身体痊愈，这不是天方夜谭，而是合理的人类现象，是我们历史、文化的一部分。中国古人强调"神"对于"精"甚至"气"的主导作用，古代的基督教医学也将信仰视为一切疗法的基础。如果病人能被引导至自愈疾病，为什么作为医生的我们不能学习利用这个强大的武器呢？现代生物医学无法融合这些精神现象，因而也激烈排斥所有超越生物化学范畴之外的治愈方法（例如和疗医药），这无疑阻碍了医学的进一步发展。和东方医学的历史相似，西方的医学先贤们也将精神和信仰视为生命的基础，超越生物化学的能量医学——和疗医学能够诞生在德国，并在欧洲和其他大洲广泛传播，也是西方自然医学演变与发展的必然结果。将传统中医和这些优秀的西方自然医学相结合十分必要，因为这有助于传统医者们重新获得信心，更有利于东西方自然医学的整体复兴。

古代医学回顾

古代美索不达米亚医学

美索不达米亚（意即"河间地区"）指的是底格里斯河和幼发拉底河之间的区域，而不是某种特定的文明。底格里斯河和幼发拉底河不定期洪水泛滥，美索不达米亚地区土地肥沃，促进了农业和人类的发展，这里是世界上最早的稳定群落定居地之一，语言、陶瓷、烹饪、手工艺和群落在此发展。美索不达米亚的地理区域指的是现代的伊拉克、叙利亚东北部、土耳其东南部和伊朗西南部。被称为"文明发源地"的美索不达米亚地区，在青铜器时代先后建立了苏美尔帝国、阿卡德王国、巴比伦王国和亚述帝国。在几千年的历史发展中，很多文明在这片富饶的土地上兴起、衰落和更替。

苏美尔文明是世界上已知的最早的西方文明之一，约公元前 3500 年兴起于美索不达米亚南部。一些学者将此地和《圣经》的描述对应起来，认为伊甸园在现在的伊拉克，并且认为《创世记》和苏美尔神话有相似之处。苏美尔文明大约有 3 000 年历史，包括发明书写在内的很多成就对美索不达米亚的后代及整个古近东和周围地区都产生了深远的影响。但尽管如此，苏美尔文明仍被遗忘了数千年，直到一个多世纪以前的考古发现才开启了重建其历史的挑战。

现代学者从楔形文字上获得了大量信息。但与埃及不同的是，古代美索不达米亚艺术中有价值的碑刻没保存下来，也没有大量的骨骼材料可供分析。古代美索不达米亚虽然保存下来大量的楔形文字，但与医学相关的少之又少。亚述巴尼拔（Asshurbanipal）图书馆以亚述帝国最后一位国王亚述巴尼拔的名字命名，亚述巴尼拔图书馆保存下来的很多泥版书中确实写到医学。它坐落于首都尼尼微的国王宫殿内。宫殿被侵略者烧毁，但约2万块泥版书有幸在大火中保存了下来。在20世纪20年代早期，坎贝尔·汤普森（Cambell Thompson）出版了亚述巴尼拔图书馆所存的660块泥版医学书，其他泥版医学书也在最近得以出版。

古代美索不达米亚保存下来的规模最大的医学著作是《医学诊断和预后论》（Treatise of Medical Diagnosis and Prognosis）。该著作由法国学者雷略·拉巴特所收集和研究的40块泥版书组成。这部留存下来的最古老的医著形成于公元前1600年，汇集了美索不达米亚地区几个世纪以来的医学知识。《医学诊断和预后论》按特定顺序编排，内容包含以下几个独立的小章节：惊厥性疾患、妇科、儿科、神经学、热病、寄生虫病、性病和皮肤病。

美索不达米亚人通常把病因归咎于神灵、诸神、鬼怪等，认为每位神灵只为身体的一种疾病负责。在古老神话里，世间的疾病受超自然力量控制。最高神安努的女儿拉玛什图（Lamashtu）就是这样一位掌管疾病和死亡的女性神灵。但是，美索不达米亚人也认识到只有身体各器官功能失常才会导致疾病。治疗某种病症有专用的药物，与祭神用的混合物和植物贡品显著不同。泥版医学书中的一些疗法本质上是合理的，如出血处理和用药膏治疗皮肤病变等。

古代美索不达米亚地区有两种不同的医师，第一种叫作"阿希普"（Ashipu），更早的泥版书将之称为巫师或巫医。阿希普最重要的工作之一是诊断病情。如果是内科疾病或疑难病例，他会确定引起疾病的神魔。他也试图确定疾病是不是由病人犯错或作恶所致，他用护身符和魔咒符驱赶病魔。美洲古印第安人文化中也有相似的做法。

阿希普也会介绍病人去找另一类医师——阿苏（Asu，苏美尔语，阿苏的意思是"液体专家"）。阿苏是草药专家，在泥版书中经常被称为"内科医师"，因为他们凭借经验采用药物治疗法，比如说处理伤口，阿苏会采用清洗、包扎和贴膏药的治疗方法。阿苏制作膏药的过程特别有意思，这些膏药混合多种药物成分，将其敷在伤口上，用绷带固定，疗效甚好。某些复杂膏药需要把植物树脂与动物脂肪和碱一起加热，加热后这种特殊混合物就会生成肥皂似的溶液，有助于防止细菌感染。

在古代，医学和巫术确实是交织在一起的，不可能把两者完全区分开。在这种情况下，一方面，巴比伦和亚述医学是陈旧的；另一方面，医学和巫术结合先于身心疗法而存在，巫术激发病人康复的意愿，否则，成功的治愈是不可预想的。咒语和祈祷增强并补充了植物和矿物质药的治疗作用，仅凭阅读楔形文字，我们几乎无法区分出到底是药物的疗效还是巫术的功效。由于我们无能力辨认许多植物和矿物质方面的单词，也就更难明白那个时期的治疗方法了。对于疾病名称的辨别更是一头雾水，因为他们只是描述了一种疾病的外观，其实我们自己的医学术语也是含糊不清的，皮肤病就是显著的例子。

最早的草药种植地建在美索不达米亚的主要城市巴比伦，约3 000年前的国王马都卡帕·亿狄纳据说种植了64种药用植物，包括苹果、香菜、小茴香、莳萝、大蒜、洋葱和玫瑰等，他甚至还种植了效用更强大的藜芦和罂粟。保存下来的大量楔形文字资料记载了用水、牛奶、啤酒或酸酒制作的药方，显然，药物学在当时已具雏形。阿苏通常用形象化的名称描述药物，如"狮子肥肉"等。在已经确认的药物中，多数为植物提取物，如松香和香料，许多有抗生素功效，有几种还有杀菌作用，用于掩盖化脓伤口的恶臭气味。

考古学家在一个古巴比伦遗址挖掘出多种保存完美的药用草药，其中有葵蜜钱根，专家估计他们生产于6万年之前，是人类保存最完整的草药样本。公元前2600年的石碑上记载了蜂蜜、罂粟汁、植物精油、丝柏、西洋杉、没药树、甘草和其他天然药物。今天，世界许多地区的民众仍然在使用着它们。

对美索不达米亚外科医生的技术规定在《汉谟拉比法典》中也有明确的文字记载，有些条款对外科医生的责任有明确的说明，手术成功或失败后对医生的奖罚取决于患者的社会地位，如果手术治愈了一位贵族，医生将获得为一位奴隶开刀后多得多的奖赏，但如果对某位贵族手术失败，医生的手可能会被剁掉，而治死一位奴隶，只需要买个奴隶替代即可。至少有四块现存的陶制碑文对具体的手术过程有详尽的描述。

埃及医学

公元前约 3000 年，埃及第一次成为初步统一的国家。从已发现的最古老的记录中可知，世界上两大河流系统分布着发展程度几乎相同的两大文明中心：美索不达米亚的底格里斯河和幼发拉底河两河流域，以及非洲东北部的尼罗河流域。6 000 年前，初步统一的各民族在这片具有天然居住优势的地区繁荣、发展。在古埃及人曾一度生活的土地上，动植物生长繁茂，但也充满危险，除了经常遇到危险的动物，如狮子、河马、鳄鱼、蝎子和蛇外，他们还受到当时病因不明的疾病（如肺结核）的侵袭，因此，埃及人积累了丰富的治疗疾病和损伤的知识。此外，为了保护自己免受任何有形和无形的危险，他们把护身符融入到自身的艺术或治疗中。

人们普遍认为，埃及是地中海盆地中医学和其他技能最早的诞生地。古典学者一直认为古希腊人特别是希波克拉底是医学之父，但最新的研究结果表明，古埃及人其实在更早的时期就已经践行着一套可靠而完善的医药学体系。通过记载着医学信息的纸莎草纸，我们可以大致了解到埃及第十二王朝到二十王朝（公元前 2000~1090 年）的药学、解剖学和生理学概念，这些知识早在此前古王国第四王朝时期就已经存在了。最早的医学文献是卡汉（Kahun）纸莎草纸书和加德纳（Gardiner）残篇（约公元前 2000 年），最重要的两部医学纸莎草纸书是公元前 17 世纪的史密（Smith）纸莎草纸书和公元前 16 世纪的埃伯斯（Ebers）纸莎草纸书。纸莎草纸书是因在用纸莎草做成的纸上书写而得名，专门用于研究充满巫术和祈祷的医学。

1872 年，德国籍埃及古生物学家乔治·莫里茨·埃伯斯从埃德温·史密斯那儿收购了纸莎草纸书，埃伯斯医学纸莎草纸书就是以他的名字命名的。据说，该书在位于阿萨西富地区（Assassif District）的泰奔大墓地（Theben Necropolis）被发现时，是夹在一个木乃伊的两腿之间。在 110 卷埃伯斯医学纸莎草纸书中包含着已知最古老的科学文献和 700 种制药配方，其中的科学文献是对解剖学及相应的治疗措施的案例研究。该书还准确地描述了人体的循环系统，并指出心脏是人的供血中心，远远早于 1616 年哈维通过对比心脏每次跳动进出的血液与体内的血液总量而验证的血液循环系统。出人意料的是，该书还涵盖了小部分有关精神病学的内容，如辨别"心病"忧郁症的症状。另外，该书的内容还涉及到妇产科、避孕、牙科和消化系统等其他医学范畴。

埃及木乃伊的制作涉及复杂的解剖学知识，包括去除大部分的内脏器官，如脑、肺、胰腺、肝脏、脾脏、心脏和肠。由于敛尸官要对尸体采用大量的防腐措施，所以敛尸官常常有条件检查出致人死亡的病因。

埃及医学和美索不达米亚医学一样，宗教和巫术之间有着千丝万缕的联系。虽然埃及医生会使用众多的药物，但仍相信只有具有巫术的药物才能发挥作用。埃伯斯医学纸莎草纸书中有一章专门讲述了如何用符咒和祈祷来促进治疗，在借助人力解决不了的情况下，最后尝试借助超自然力量，既咨询巫师又咨询医生，这种情况在古代医学中很常见。天然药物如草药常用以缓解疼痛，彻底治愈疾病则须依赖各种巫术。这与今天具有宗教思想的医生相同，他们依靠祷告寻求援助和指导。埃及众神和今天我们所尊奉的神灵具有同样的意义。

巫术和医学如影随形，相得益彰。

——节选自古埃及医学考古文物"埃伯斯医学纸莎草纸书"

（Ebers Papyrus）

古埃及人认为，疾病和死亡是由鬼神或其他一些超自然力量引起的，巫师医生会找出引起疾病的特定实体，然后用魔法或符咒再配以药物驱走它。古埃及医生的职责包括研制药物、用魔法和祈祷治病、修补断骨、治疗牙病、进行尸体防腐、手术和验尸，医生往往非常专业。从第六王朝法老的主治医师艾里（Iry）的墓碑上，我们了解到他也是"宫廷眼科医生"和"宫廷胃肠道医生"，被称为"体液专家"和"肛门守护者"。

在贝尼·哈桑（Beni-Hassan）的一些纪念碑上记录着古埃及早期的外科手术。贝尼·哈桑是埃及中部的一个村庄，距明亚南部大约25千米，明亚位于尼罗河西岸，这里曾发现了许多著名墓穴。中古王国时期，尼罗河是帕赫特教中心。木乃伊的挖掘工注意到当时的牙科技术水平可以与现代专家的医术相媲美，从而证实了"希腊历史之父"希罗多德的说法，身体的某一部分都由专业而杰出的医生负责研究。历史上，埃及医生闻名遐迩，连波斯国王居鲁士和大流士都到该国就医。

古埃及纸莎草纸书专门讲述到妇科学，如避孕和妊娠等。其中判定婴儿性别的方法很有趣：每天用女人的尿液浸湿一小撮大麦和小麦。如果大麦生长，则是男婴，如果小麦生长，则是女婴。如果大麦小麦都没生长，则女方没有怀孕。这是最早的尿检怀孕方法，而现代尿检方法至1929年方才出现。纸莎草纸书最早提到"吞噬组织"这类疾病，被认为是癌症的最早参考文献。

虽然医学的许多基本内容，诸如伤口包扎、生活准则和医学文献记录等始于美索不达米亚，但是，其他文化在这些方面也有各种长足的发展。美索不达米亚的许多古老技术在存活几千年后消亡，而埃及医学借助希腊文化对后世的医学发展则产生了最持久的影响。公元前5世纪希腊历史学家和旅行家希罗多德这样评价埃及当时的医学实践："医生各司其职，每个医生只治疗一种疾病。埃及医生云集，有眼科医生、脑部医生、牙医、胃医和专治疑难杂症的医生。"

以色列医学

《圣经》中的主教时代对以色列人来说是一个重要的纪元。亚伯拉罕在一神教信念的指引下，无畏地开辟了一条新的生存之旅。上帝对他说："你要离开本地、本族、父家，往我所要指示你的地方去。"（创世记12∶1）。创世记开篇讲到真正的上帝只有一个，这一观点贯穿始终。多神论以亚伯拉罕的祖先（约书亚记24∶2）、男性亲属（创世记31∶19）和后代（创世记35∶2）为代表。亚伯拉罕快100岁高龄时，也就是来到迦南25年后，和撒拉生下他们的儿子以撒。以撒和丽贝卡后来生下以扫和雅各。雅各、拉结、利亚和他们的婢女先后生下12个儿子。雅各改名为以色列，以亚伯拉罕家族为起始，以一神论信仰为特征，由12个部落组成的国家出现在了上帝指引亚伯拉罕来到的迦南地区。

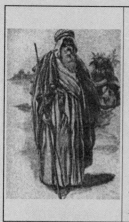

亚伯拉罕，犹太人的始祖，在希伯来语中是民族的意思。现在称他为族长或部落酋长。他赶着牛，放着羊，骑着骆驼，和仆人过着迁徙的生活。随着时间的推移，他变得很富有，所到之处受人尊敬。

上帝选择亚伯拉罕为这个伟大国家的创始人，在亚伯拉罕临终之际，上帝答应继续向他的儿子以撒提供恩惠，以撒娶了亚伯拉罕的侄子彼土利的女儿丽贝卡。以撒是独生子，继承了他父亲的巨大财富。

亚伯拉罕是名副其实的有钱人，有一群仆人听他差遣，但《圣经》中讲他坐在幔利橡树旁的帐篷门口，他的妻子撒拉亲手为前来拜见族长的陌生人准备食物。

据创世记记载，族长时代有三位族长：亚伯拉罕、以撒和雅各。从历史上看，族长时代始于公元前 21 世纪至公元前 15 世纪，持续了几百年的时间。这一时期，在迦南居住着许多小民族的外地人。起源于美索不达米亚地区（现在的伊拉克，亚伯拉罕的故乡据说就在这一地区的南部）的美索不达米亚传统，如神灵降临时的祭祀圣地，都记载在《圣经》中，成为族长时代日常生活的一部分。族长时代的社会实践和社会关系与当时的迦南不同，族长家族男性不能娶当地妇女，而只能与生活在哈兰（目前土耳其东南部）的大家族成员结婚，这种不同在《圣经》的"反跨族通婚法令"中是显而易见的。

早期的族长不仅是国家的系谱之父，而且是第一个先知以及上帝和以色列人盟约的创始人。以色列民族在发展中逐渐认识到耶和华是唯一的真神，具有治愈和保护人民的力量和潜质，然而世界其他地区却不这样认为。美索不达米亚地区的观点是可以拜求和召唤很多神，每位神都有自己的特殊才能。然而，尽管以色列人接触了美索不达米亚文化，但仍然认为耶和华是他们的上帝，是"伤心和伤口"的医治者（诗篇 147：3）。

古希伯来医学

据说，古希伯来医学起源于美索不达米亚地区。许多世纪以来，那里的主流文明把疾病看作是对不法行为的惩罚，认为疾病是由超自然的原因引起的。然而，两千年前的众多犹太著作将医学划归为世俗学科的范围。这些著作包含《犹太法典》（Talmud）。《犹太法典》为制定《口头法》提供了基础，也对《摩西五经》（Torah）作了解释，并构成了《成文法》。

在犹太教的口头法《密西拿》（Mishnah 公元 70~200 年）颁布前，犹太经典著作主要是以口头形式传播。拉比没用书面作品来解释和为"希伯来圣经"《塔纳赫》做辩论。各学派的口述传统千差万别，其中最著名的是煞买学派（shammai）和希列（hillel）学派。由于治愈术士对发展中的希伯拉比学院派和精神权威发起固有的挑战，巫师治愈的故事因而被淡化，巫师治愈类的传说没有以书面形式保留下来。

《塔木德》的文士和先贤们的主要工作是解释神的旨意，并将其译成道德和法律条例来约束所有犹太人的日常生活。1 500 年前，巴比伦和巴勒斯坦的犹太院校实际上是高等教育中心，探讨数学、天文学、动物学、植物学、历史学和法理等。医学也占有一席之地。《塔木德》医学著作包罗万象，有对血友病的遗传方式的预见，也有各种传奇巫术疗法。在希伯来传统中，自摩西时代到旧约先知再到《塔木德》的文士和先贤，虔诚、智慧和权威的影响力不断下降。

《旧约》医学不受埃及和巴比伦的影响，它认为社会卫生是一套规定，起源于金字塔文本（pyramid texts）和纸草文。《摩西五经》中的规定代表着先进的卫生观点。《摩西五经》追溯到摩西时期的说法遭到质疑，但可以肯定的是，有人"学习埃及人的智慧"起草了《摩西五经》。正如纽伯格在《医学史》中指出的那样："规定涉及疫情预防和控制，性病和卖淫的抑制，皮肤和衣、食、住、浴方面的护理，生育和性生活节制，人们的自律等。许多规定都从气候条件考虑，出奇地合理，如安息、血液循环、食物法（禁止食用血液和猪肉等），关于经期和产妇的应对措施以及淋病、麻风病人的隔离和营地的卫生等。"

治疗教派

亚历山大城位于连绵的高原上，俯瞰马里奥蒂斯湖的蓝色湖面，城南居住着一批人，他们早在前基督教时代就已定居于此，生活了几个世纪一直到基督教时代。他们过着研究和冥想的生活。他们是毕达哥拉斯爱色尼派（essenes）的一个分支，以治疗教派著称。亚历山大里亚学派的犹太哲学家斐洛（约公元前 20 年～公元后 40 年）在《论沉思的生活》中称，治疗教派是灵魂治疗师和上帝的奴仆，有自己独立的宗教社区。"治疗（therapy）"来自希腊语 therapeia 和 therapeuein。"治愈"的意思是通过一些补救、恢复或治疗措施来疗愈疾病。1886 年以后才广泛使用治疗师（therapist）一词。根据斐洛的描述，治疗教派的教徒广泛分布在古代世界中，近在希腊，远在生活着"野蛮人"的非希腊世界中，亚历山大城是主要聚集点之一。他们过着纯洁与绝对简单的生活，"首先把节制作为灵魂的依托，在此基础上培养其他美德"。他们专心沉浸于沉思的生活，一周中有六天在修行、禁食、独自祈祷、研究经文中度过，每个人都有自己独立的小室，这是他们的至圣之所。这就是早期基督教修道院的前身。

然而，不能把爱色尼派和治疗教派等同视之。爱色尼派关注的主要是生活中实用的一面，而治疗教派则沉湎于冥想，只关注更高层次的宗教和哲学问题。第二个区别是爱色尼派的新教徒往往是男孩，而治疗教派的成员全都是过了不惑之年行将遁世的人。多数人认为治疗教派是爱色尼派的"一个分支"，然而事实并非如此。治疗教派属于亚历山大犹太教的内部组织的神秘教，其教义便是明证。

"治疗教派（therapeutae）"是希腊宗教术语，即崇拜者，尤其是在古希腊时代和埃及神塞拉皮斯的崇拜者。在提洛岛的铭文中，神协会称它的成员是治疗教派。治疗教派崇拜塞拉皮斯，另一个朝圣所是希腊中部的马格尼西亚。这可以解释罗马皇帝哈德良令人疑惑的话："基督徒和塞拉皮斯的崇拜者是一样的"。他们自诩"治愈的艺术比城市的治疗优越"。斐洛写到，几个世纪以来，学者们认识到亚历山大治疗教派修道院和后来的埃及、古巴勒斯坦基督教修道院之间的联系。治疗教派的名字来源于希腊文"therapeutikos"。"therapeutes"是"管理者"的意思；"therapeuein"为"治疗服务者和管理者"。1541 年"治疗学"才成为"与治疗疾病相关的医学分支"，因此治疗学应该被视为早期的宗教实践。

早期基督教治愈法

耶稣基督把成年后的大部分时间奉献给了医治病人，他治好了盲人、瘫痪者、瘸腿者、聋子、麻风病人、发烧者和很多慢性病患者等形形色色的人。耶稣基督的治疗方法有祷告健康、指令康复、抚摸疗法并引导患者改变行为模式。病人的信心和希望是很重要的。耶稣基督曾参与过 10 例以上大规模群体疾病的治疗过程，正如《路加福音四》中的叙述，经他治疗过的人很多都获得了痊愈。

当"牧师医生"的理念渐渐淡化时，基督教教义出现了。我们所了解的公元前 1 世纪的大部分古希伯来医学知识大都来自《摩西五经》，其中就有各种与健康有关的法律和仪式，如隔离感染人群（利未记 13：45~46），尸体处理后洗涤（民数记 19：11~19）和远离营地掩埋粪便（申命记 23：12~13）等。几千年来，对这些规定的遵守使犹太人能够保持健康，并形成今天我们所熟知的卫生原则。犹太信仰要求严格遵循仪式和禁忌，以满足神的旨意。

与普遍观点相矛盾的是，耶稣与施洗者约翰教导护理身体，生活要保持与自然法则相统一，以此作为精神生活的第一步。很明显，耶稣的部分教导是实用层面的。

以上的医疗行为规范涉及耶稣基督的根本教导，因为不纯洁的身体无法接受神灵，也无法治愈。艾赛尼派的治愈原则也建立在由前基督时代治愈意识发展的基础之上。精神修行的第一个基础是依照自然法则生活。因此，使人们恢复健康的饮食和生活方式就会防治疾病。追随者们视耶稣为艾赛尼疗法的最高体现，《艾赛尼和平福音第一卷》说："勿食没有生命能量的食物，因为它们会让你失去生命活力；如果你们食用有天然活性的食物，它们会提升你的生命能量；而毫无生气的枯萎的食物则会加速生命的凋亡。"

治愈的第二个基本原则，即人由于脱离上帝而得病。因此使上帝回归到他们的生活中就能治愈。治疗的第三个原则是重建对上帝的信仰。耶稣的重要教导之一就是信仰的重要性。"你，缺乏信仰啊！"生活神秘无限，但神教导我们，病是上帝发来的信息，告诉我们生活已失衡，需要从精神上展开救赎。

早期的基督徒纪律严明，他们明白感恩和爱是通往治愈精神之路上的重要一环。《佐哈尔第三卷》第三部分写到："这完全取决于爱"（这是对摩西律法教导的精神解读）。摩西律法的本质是爱你的邻舍如同爱自己一样。自我努力和感恩均是治愈所需的，因此回归上帝的门总是敞开着。这是艾赛尼派信仰的根本所在，也是合情合理的早期基督教的治愈方法。

基督徒的主要活动是祷告，通过有意沟通旨在激活与神的和谐关系，或燃起一种精神实体的希望，如圣人、天使或基督自己。祈祷是宗教实践的一种形式，个人或集体，公开或私密进行都可。祷告时可以用话语、思想或歌曲来表达。当使用语言时，祈祷可以是一首赞美诗、咒语、正式的信条或祈祷的人一种自发的话语。祷告的形式千差万别，如请愿祈祷，恳求祈祷、感恩和崇拜祈祷；对象可以是神和神灵、死者，甚至是崇高的意念；目的可以是表达崇拜、请求指导、寻求援助、忏悔罪过或表达自己的思想和情绪。因此，人们祈求的原因有很多，如为个人利益或为他人着想祈愿。祷告的核心是唤起希望。

耶稣去世后，关于救世主的种种传说散播开来，例如，有人说他治好了圣彼得的牙痛，而希腊人认为他是医神埃斯科拉庇俄斯。但同时，基督的治病方法由他的弟子延续，他们形成了早期教会，认为救赎包括身体、心理和精神健康。疾病与原罪几乎没有区别，而这里的"治疗"拥有了最初的"服务"的意义。耶稣弟子用基督五则单独的祷告格言医治病人，其中暗示了信仰是特殊权力的来源。典型的祷告词是"医治病人，净化麻风患者，复活死去的人，驱赶鬼怪"（马太福音 5 章）"。基督徒在马可福音 16 章中承诺："把手放在病人身上，他们就会好转。"所以，最初耶稣治疗法根本上是为了：

1. 救死扶伤

2. 净化麻风病人

3. 使死者复活

4. 驱走恶魔

5. 用手治愈病人

我们必须清楚，公元前 5 世纪的基督徒延续了古希腊罗马世界中的相关医学和其中的治病知识。最早的基督教医学对公元前 5 世纪以来发展起来的希腊希波克拉底学派及其从业者的成就大加赞赏并加以运用。随着基督教的发展，2 世纪它更多地参与到盖伦和他的同事的医疗实践中。这意味着，相对于没有原始的医疗传统而采用民间偏方和手术治疗的早期希伯来人和罗马人而言，基督徒一开始就采用现有的"自然疗法"，并最大限度地发挥其优势。

修道院医学

了解基督教创始人（耶稣基督）的生活以及他对穷苦病人的慷慨救助，就会知道他创立的宗教会培育对未来受苦受难的人类提供一种关怀和治愈的意识。基督教民众的首要活动即创建有组织的患者救护机构，关爱病人。起初主教房子的一部分用作病人的庇护所，并特意安排牧师的女助手照顾他们。基督徒数量越来越多，于是成立了专门的医院，一旦免于宗教迫害，基督徒可以自由地公开表达他们对穷人的感受，他们就将医院发展成了公共服务机构。尽管容量有限，收留奴隶或士兵的专门医院，以及接待富人的各种健康机构在基督教之前已初具规模。不论贫富，只要生病就可得到庇护和关怀，这在西方文明史中还是第一次。"叛教者"尤里安君主称并不是只有基督徒才可入住这些医院，最好的证明就是这些弘扬慈善精神的民间机构。

4世纪，圣安东尼与埃及第一批隐士有联系；圣帕科米乌斯与埃及第一批修道士社区相来往。圣法比奥拉是成立医院的第一人，她把街道上的患者送进医院，并照顾入院的穷病人。身为富裕的罗马家族的一员，圣法比奥拉崇尚基督教禁欲主义，她变卖所有积蓄，在罗马建立了第一家西方的公众医院，这是我们今天所熟知的。

凯撒利亚主教圣巴西略将修行制度引入到城市环境里，以推广慈善性质的医疗服务为己任。357年圣巴西略访问埃及时，修道院的医疗状况给他留下了很深的印象，决心继续更加深入地发展基督教慈善事业。他在家乡卡帕多西亚恺撒利亚镇（今土耳其中东部）建立了一家大型医院，其规模可与远古世纪的七大奇迹相媲美。其复杂的医疗制度类似于埃及修道院即治疗学派的制度，但不同之处在于免除住院治疗费，有医生和护士照看，这是破天荒第一次，不仅仅向僧人，而且向大众开放。因此，在埃及和佛教寺院传统的启发下，第一家基督教医院诞生了，继而成为整个东地中海及其他地区随后所建造的众多医院的典范。

中世纪的修道院医疗制度在医学史上属于过渡期，希波克拉底的自然医学和生理康疗，以及耶稣基督的精神治疗原则共存于基督教文化中。正如本章指出的那样，整个教会史和医院史以及治病史密切相关。修道士、医院牧师、循道派和其他关心垂危病人的教会团体，合力提高了医生和护士的专业技能和社会地位。我们决不能忘记，《圣经》中讲述的都是生命的脆弱、死亡的迫近、生病的病患以及耶稣基督治愈病患的故事。

该时期重要的社会发展之一是创建了中世纪基督教修道院医院——中世纪早期唯一一批提供有组织的医疗服务机构。努尔西亚的圣本笃于529年创建了蒙特卡西诺修道院，至此，真正意义上的修道院医学开始在西方发展。

本笃会的修士把这里的医学文献和教导传给其他修道院，最著名的有德国的富尔达。而爱尔兰传教修道士在瑞士（圣加仑和赖歇瑙）和意大利（博比奥）创立了类似的医院。受过教育的修道士们根据希腊和罗马的历史记录（希波克拉底的著作、植物药材、药物学等）发展了修道院的医疗卫生体系，呼吁通过助人来侍奉上帝。修道院的医学传统深深扎根于基督教信仰的基本教义之中，在修道院社区中发挥了独特的作用。事实上，基督教被普遍认为是一种"治愈"信仰，其核心观念是耶稣的血能"治愈"原罪，圣人妙手回春的故事大量存在，但具体的生物疗法也发挥了积极、重要的作用。

《圣经》教导照顾受苦之人是修行的必备功课，不仅向他们提供新药物或妙方以缓解症状或恢复身体机能，更要给予他们美好的希望。如果想在现代文化尤其是教堂社区中改善世俗医疗服务，就必须清晰地了解耶稣基督的教导和随后医学史的发展。如果基督教医生、护士和其他提供者想建立合格的康疗社区，必须懂得罪恶和疾病、自然病因与治疗的关系。他们也必须将这些"有效的治愈法"和"经过验证的药物"作为医疗事业的《圣经》来发展。

早期教父（亚历山大的克莱门、圣约翰·克里索斯托和希波的奥古斯丁）的历史纪录记载了修道院使用生理康疗和自然疗法的根本原因。因为教父认为自然医学是精神修炼的产物，基督教和修道生活把它看作一种常见的有益身心的实践。指导修道士践行自然医学的基本精神基础是"神创立的物质世界是为人类服务的"。上帝创造自然医学和相关疗法是为了帮助人类对抗疾病。

早期教父的著作强调医学来源于神，认为自然医学的疗效源于其背后神的意志。约翰·克里索斯托说"上帝给了医生医学。"亚历山大的克莱门特解释说："包括自然科学在内的广义医学，本质上是精神性的，因为它们都是上帝的创造物。医学使人获得健康，其根源是上帝的对于康疗的意志存在以及人类对于这种意志的敬畏。"

基督教医学认为，自然疗法只有与上帝意旨一致时才会奏效，上帝通过灵性医学治愈病人，没有上帝的眷顾，医生一无是处。早期教父就是这样来强调自然医学的必要，尽管治愈的最高权力在上帝手里，这是毋庸置疑的。虽然所有精神和身体的治愈离不开医生和助手的帮助，但是更多是上帝的恩赐。尽管修道士医生利用精神和自然医学，但他们的终极关怀永远是坚守对上帝和其精神追求的承诺。因为他们认为疗效的好坏直接来自上帝，只有先祈祷并信任上帝，求助才有效。修道士治疗精神疾病是建立在"上帝创造疾病以惩罚人类罪恶"的重要观念基础之上。修道士认为，痛苦、疾病和其他类似的考验和磨难是上帝在警告人类，不要矫枉过正，要铭记未来。无罪就会痊愈。祈祷和善行能防治疾病。修道士把疾病不单单视为惩罚，更是进一步接近上帝的方式。上帝关爱基督徒，使一切为他所用，所以上帝让疾病降临到他身上，助他走向终极之善。因此修道士用灵性医学来改善与上帝的关系，让灵魂重新焕发，他们认为折磨在上帝的计划之内。以圣加伦为例，修道院医院的病人需与教堂保持密切联系，始终致力于宗教服务，不断地祈祷痊愈，知罪悔改。

疾病是死亡之影，暗示人类背叛上帝会出现严重后果。每种疾病使我们想起最终死亡（希伯来书9：27）。从这个意义上说，大多数疾病对所有的基督徒以及其他的宗教教徒都有哲学意义。这是精神层面的问题，不仅医生、病人，而且牧师、教育家和顾问都发挥其合理的作用。与身体问题相比，精神和心理问题不应退居其次。

西方近现代自然医学的演变和发展

欧洲的民间医学和草药医学

几个世纪以来，民间医学和草药医学对修道院医学贡献卓越。18世纪的英国牧师约翰·卫斯理（1704~1791年）是用电来治病的先驱。卫斯理认为基督教的责任是让大多数人获得医学知识和治疗实践，这也是耶稣基督医学和牧师职责的重要方面。卫斯理吸收当代关于健康生活和疾病自然疗法的建议，并受乔治·切恩《健康长寿》一书（伦敦，1724年）的影响，出版了医学手册《原始医学——简易自然治病法》，其价格低廉，通俗易懂。约翰·卫斯理是卫理公会教派的创始人，也被许多人尊奉为欧洲第一自然疗法师。

这批赤脚自然疗法者中最著名的是巴伐利亚牧师塞巴斯蒂安·奈圃，他的影响延续至今天的抗生素时代。奈圃年轻时偶尔读过一本哈恩的水疗法手册，从此点燃了他的兴趣。随后他每到一个教区，都实践经过他改进的水疗法。1854年，一些当地的村庄爆发霍乱等流行病，他用水疗法挽救了很多人的生命，他也因此而成为闻名的"霍乱牧师"。他由此声名鹊起，被派到在巴德韦里斯霍芬的女修道院做施赈人员，他不仅给当地农民看病，还给奥地利大公爵和法国贵族治病。他让病人在晨露中赤脚行走。1890年，纳撒尼尔·罗斯切尔德男爵带领厨师、秘书和两个仆人到达此处。早起的患者可以获得观赏男爵光着头、赤着脚在附近草场上散步的情景作为奖励。

自然疗法运动

19世纪的自然疗法运动与新思想运动（new thought movement）齐头并进，此时的欧洲和美洲出现了著名的思想革命，其中一位领导者是阿诺德·埃雷特。阿诺德·埃雷特（1866~1922年）是德国健康教育家，著书颇多，涉及饮食、解毒、斋戒、食物搭配、健康、长寿、自然疗法和活力论等方面，埃雷特开创了饮食学活力论和埃雷特主义。31岁时，G·赖德林医生诊断他患了布赖特病（肾炎），欧洲最负声望的24名医生也宣布此病是不治之症。他走访了欧洲的一些疗养院，学习整体疗法和包括著名的塞巴斯蒂安·奈圃疗养院在内的自然学说。为了解决健康问题，埃雷特孤注一掷，决定绝食，令人惊奇的是，他不但没饿死，反而体力和活力得以增强。因为采用了全新的生活方式，埃雷特声称病已治愈，表现出非凡的体力，他在职业运动员陪同下，历时 14 天，骑车 1 000 英里（1 英里 =1.6 千米，全书同），从阿尔及尔到突尼斯。回到德国时，他的妹妹劝他停止斋戒。1909 年埃雷特写文章公开抨击"新陈代谢理论"。

1914 年 6 月 27 日第一次世界大战前夕，埃雷特离开不莱梅港市前往美国。本尼迪克特·路斯特（Lust）在美国四处传播埃雷特、奈圃、库恩（Kuhne）、尤思特（Just）和恩格尔哈特（Engelhardt）的书，其中包括畅销书《生病的人》。埃雷特在路斯特的疗养院工作了五年。自然疗法的另一个先驱是卡尔·舒尔茨，加利福尼亚人，拥有两家疗养院和教学机构。埃雷特又在加利福尼亚阿罕布拉开了一家疗养院，之后开始在全国各地巡回演讲。他的《非黏液饮食治疗学》课程，共有 25 课，后来成书，是他一生最重要的著作。

自然卫生学和毒性病因学（毒血症）之父

约翰·亨利·蒂尔登（Tilden，1851~1940 年）是一名美国医生，他在《毒血症告诉你》一书中的解释，彻底改变了人们对自然疗法的理解。蒂尔登在伊利诺斯州的早期行医生涯中，开始怀疑生化药物治愈疾病的理论。他博览群书，尤其是欧洲学派的医学研究，他独立思考，寻找健康生存的方法。他发展了细胞毒血症（cellular toxemia）的病因学说。1900 年开始出版月刊《堵塞俱乐部》，1915 年更名为《健康哲学》，1926 年更名为《健康评论和批判》。出版该杂志的目的不是赚钱而是传播他的治愈之道。赫伯特·谢尔顿博士在《毒血症告诉你》一书中讲到："长期以来，传统观念认为有多种疾病，但其实只是一种疾病，书目录中的 400 种病只是毒血症的不同临床表现。"

正骨疗法

正骨疗法（orthopathy 来自希腊语，ortho 的意思是"纠正"，pathos 的意思是"痛苦"）或自然卫生学（natural hygiene）是源于 20 世纪初期的自然疗法运动的又一医学哲学和实践。自然疗法包括活力论，认为自愈是唯一的治病方法，倡导斋戒和恢复健康的生活方式，以及节食和预防性的生活方式。赫伯特•谢尔顿博士论述到：疾病犹如健康一样是合理的，只是由于机体的自然需要，或机体被动地处于一种有害状态下，疾病才会发生，所以正骨疗法就是纠正痛苦的意思。

正骨疗法运动源自艾萨克•詹宁斯博士，他在康涅狄格州进行了 20 年传统医学实践后，于 1822 年开始形成这一思想。其他一些思想家，包括来自康涅狄格州的牧师西尔维斯特•格雷厄姆（他发现了全麦饼干的健康效用），影响了整个素食主义运动。19 世纪 80 年代，托马斯•阿里森发展了保健医学理论。保健疗法的创立者谢尔顿是这一领域的代表人物，1939 年发表处女作《正骨疗法》，并正式为该学科冠名。谢尔顿把正骨自然疗法和同时代其他的医学流派区分开来，包括自然疗法、日光疗法、和疗医学、生物化学疗法和谢尔顿所说的对抗疗法（主流医学）。

自然疗法

"自然疗法"（naturopathy）一词来源于希腊语和拉丁语，字面意思是"自然疾病"。现代自然疗法从欧洲自然疗法运动发展而来。约翰•锡尔于 1895 年创造了这个术语。"美国自然疗法之父"宾尼迪克•路斯特将它推广、传播。他的事业是以研究巴伐利亚修道士塞巴斯蒂安•奈圃开始的。路斯特以"完全依赖天人合一的自然宇宙力量"等精神和生命力术语来描述身体。早期的开拓者大多数都是虔诚的基督徒。

自然疗法的基础是对生命力（vitalism）的信仰，生命力这一特殊能量指导肉体活动，例如新陈代谢、生殖、生长和适应。自然疗法哲学赞成整体的观点，试图用最少的侵入性方式来改善或消除症状，因而鼓励少用外科手术和不必要的药物。尤其是自然疗法与修道院医学原则类似，相信我们身体有天然的自愈能力。

自然疗法在经历了数十年快速发展之后，自20世纪30年代开始逐渐衰落。1910年，"卡耐基教学促进基金会"发表弗莱克斯纳（Flexner）报告，树立了以现代生物化学和生理学为科学基础的医学教育标准，多数自然医学学院被合并甚至关闭。盘尼西林（青霉素）和其他类似的被奉为"神奇特效药"的出现，加剧了自然疗法的衰落，直到20世纪70年代开始，人们又开始反思过度依赖生物化学的科学主义医学观，随着中医在北美地区的普及，以及无法控制的医药开销的暴涨，自然医学又成了社会（尤其是中、高层民众）广泛关注的焦点。

新思想运动

新思想运动推行的理念包含"无穷智慧"或"上帝"无处不在；精神是现实的全部；人格是神圣的；神圣的思想是向善的力量；疾病由心而生；"正确的思想"有治疗效果。

新思想运动始于19世纪早期，由组织松散的教派、世俗会员机构、作家、哲学家和信仰玄学、正能量思考、引力定律、治愈、生命力、创造性思维和个人能力的人发起。新思想运动的三大教派是宗教科学（Religious Science）、合一教会（Unity Church）和宗教神学会（Church of Divine Science），除此之外，还有其他许多小教会、流派和联盟组织。

合一教会自诩是"积极实用的基督教"，教导人们如何在日常生活中有效地践行耶稣基督宣扬的真理观，以及崇尚健康、繁荣、幸福和平和的生活方式。宗教神学会的创立者布鲁克斯（Nona Brooks）说："宗教神学代表上帝的存在，真理存在于《圣经》、积极的祈祷、沉思冥想和此时此刻上帝的活动中。"

拥护者们普遍认为，随着人类认识世界的能力逐步增强，新思想本身也会吸收新知识。艾伦·安德森和黛博拉·怀特豪斯认为新思想和每个人是一个独立的个体，甚至新思想本身也瞬息万变。托马斯·麦克福尔提出了"神的持续启示"，每时每刻独立的个体都在接受新见解。珍·休士敦传播"可能的人"，即充分发挥个体巨大的自我塑造的潜能。

《成功杂志》的创办人奥里森·斯威特·马登是对美国新思想运动最有影响力的人。他也是一位医生，他这样描述精神因素在治疗过程中的重要性："希望是任何药物所不能及的，对美好明天的期待是人类最根本的动机和最有效的滋补品。"

新希望医学

新希望医学是基于人类天然自愈能力的医学，代表着 21 世纪自然医学的发展方向。它从犹太－基督教以及希腊医学演变为中世纪的修道院医学，进而发展为 20 世纪的自然疗法和美洲的新思想运动。

细菌被巴斯德称作"无限小王国"，它的发现打开了新世界的大门，每个医生都急于进入和攻克这一领域。细菌学家成为最杰出的研究病源的专家，他们宣称不同疾病是由不同的芽孢杆菌导致的，如果细菌得以消灭，疾病也会从地球上消失。他们这种幼稚的幻想成了医学科学发展的黄金尺度，抗生素就是唯一的准则。今天，超级病毒的蔓延是许多医院的心腹大患，滥用抗生素所导致的各种恶果也开始浮出水面。

不可否认的是，对致病菌种的全面战争确实给我们带来了不少好处。社区的健康和安全归因于细菌学，我们因此拥有了纯净水和健康的食物，我们也学会了控制感染。细菌学的贡献远不止于此，我们以新的视野了解疾病的传播和保护自己的新方法，发明了天花疫苗等强有力的武器。此外，我们也学会了消毒，并在此基础上发展了现代手术。

但是研究致病菌种的细菌学并没有像 20 世纪很多人预想的那样可以完全控制疾病。微生物和牲畜、两栖动物及爬行动物一样，是地球生命的一部分，我们必须学会互生共存，因为所有生物都有助于维护地球上生命的共生。人类渐渐开始思考问题的另一面——致病菌菌种发芽和生长的土壤——"人体"的关系。20 世纪的自然医学主要研究健康和人体，而主流"科学家们"仍然集中于寻找抗菌药物和新的影像诊断技术。

今天，新希望医学的核心思想充分体现在"自然疗法"的口号中，人体在与生老病死作无休止的斗争中，本身就在体验自愈的力量。当疾病侵袭时，人体利用自身的免疫系统和生命活力抵御疾病。发烧、斋戒和痊愈是身体发出的成功反应；无法痊愈是缺少足够活力的反应。这与 20 世纪的观点（身体只会被动接受菌种，不能阻止菌种生长）迥然不同，即发烧仍然被视为是过度反应，而不是治愈因子。医学博士罗伯特·门德尔松从不让病人使用温度计，他有一句名言："让我的患者发烧，我就能为他治愈一切。"入侵的微生物持续攻击人体，人就会发烧，用药物打压发烧会阻碍身体痊愈。只有对生命垂危或身体会遭到永久损伤的病人才人工降温。发烧是身体调整和康疗的表现方式。

我们现在看待症状的方式就与常规医生有所不同。我们已知症状不仅是生病的迹象，也是身体抵抗疾病的标志。无意识、无抵抗能力的垂死之人感觉不到疼痛，发烧也不脸红，脉搏不稳定也不烦躁，因为他们正在丧失抵抗能力。这些症状被认为是由疾病攻击所致，而实际上这些症状是对疾病的攻击，医生不应阻碍这种有益健康的调整方式。局部"发烧"在今天被看成是一种病，而不是对疾病的反应，如呕吐、腹泻、黏膜炎、湿疹、咳痰和出汗等。

治疗疾病的原则

治疗疾病基于两种不同的原则：对抗性治疗和预防性治疗。现代大多数研究机构从事的医学研究与实践倾向于对抗性治疗，而预防医学早已不是现代社会的宠儿。现代医学的口号是"消灭细菌，治愈疾病。"常规做法是等到急性或慢性疾病严重发作时再用药物、手术和血清、抗毒素和疫苗等来治疗。对抗性治疗以病治病，以毒攻毒，以菌灭菌，正如医学博士亨利·林达（Henry Lindlahr）在 1913 年出版的图书《自然疗法》中说"以魔对魔。"

简而言之，我们只有借助细菌寄宿的活体宿主才能有效地控制病菌。如果人体自身免疫系统不够强大，防腐剂、抗生素和药物甚至手术都不能战胜疾病。抗生素可以帮助消灭细菌，但只有身体和自身的免疫力才能长期抵御疾病，延长生命。所以，为了预防和治愈疾病，有必要在新世纪重塑健康人的定义。药物不能解决我们的问题，100 年的抗生素实践已经证实了这一点。

因此，新希望医学致力于囊括和协调所有有益的康疗体系，其范围和人类生命一样宽广辽阔。因为上帝赐予我们赖以生存的生命能量，我们的一切精神或物质因素都围绕该生命能量而展开，人的生命力和精神力量是人体中至关重要的元素。人的生命力和精神力量如果不能在器官内自由流动，它的生命电压一旦关闭，就会造成器官缺乏养分和活力，身体的抗菌和抗毒能力就会大大减弱。

新希望医学的目的是促进身体各方面的健康，并以此战胜疾病，消灭细菌只是其中一小部分。通过卫生、饮食、情感和精神来培养人类的希望和幸福如同维护人体的自然菌群一样重要。毫无疑问，人类不只靠面包而活，也靠精神而活，而身体正是精神的圣地。我们必须了解身体，必须了解身体工作机制和保养方法。这些方法都可以在《圣经》《黄帝内经》或《道德经》这类经典著作中找到答案。

我们必须更新自我认识的传统理念并走进自我，像关注饮食、睡眠、着装、锻炼、工作等一样，最重要的是保持平静、祥和。我们还必须了解心灵的内部工作原理，这样才能远离抑郁、沮丧和坏情绪，它们比病菌更致命。我们必须明白幸福的基础，必须培养幸福，因为它时刻影响着我们的智力和情感。

我们不能只局限在疾病和疾病防治中，必须看清人与自然的和谐关系，以及我们的精神世界在保护和延续生命中的重要作用。新希望医学是自然的回归，是智慧之源，也是耶稣基督、释迦牟尼、老子和其他圣人所教导的生命规律。

第三章
德、法自然医学简述

薛史地夫、肯纳　著

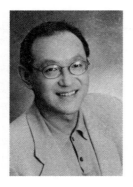

　　薛史地夫（Steve A. Xue）教授曾获得黑龙江中医药大学中医硕士学位，美国肯特州立大学康复医学博士学位及古典和疗医学院和疗医学证书。曾任教于美国阿肯色州立大学、休士顿大学、俄亥俄大学和波特兰州立大学（并授予终身教授荣誉），还被香港大学授予博士生学位并担任博士后导师。他的研究领域包括东西方自然医学的比较和融合、和疗医学、全人康疗和社区健康模式的构建。编著有《和疗医学：与中医相辅相成的西方自然医学》（中文），《肯特和疗医学药典与辨症诊断大全》（中文），《全人医学与康疗模式》（*Holistic Medicine and Rehabilitation*，英文）等专著，并发表了数十篇有关康疗与新医学模式构建等国际学术论文。现任香港和康会主席，世界和疗医学医师学会（Liga）中国分会主席，平源堂健康中心技术与发展主任。

　　薛教授放弃国外优越的生活和良好的研究环境，落户黄山太平湖，成为推广和疗医学和整合医学的先驱。他本人如同东西方自然医学的宝库，旨在跟现代人分享世界自然医学的精华，让大家多一些选择和自主，回归自然健康的生活。

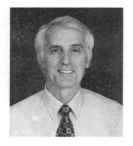

　　肯纳（Dan Kenner）博士曾于 20 世纪 80 年代初游学日本，学习日本针灸与汉方，后在欧洲从事西方草药与中草药的比较研究，谙熟西方诸多自然疗法体系，近些年与薛史地夫教授一道专注于中国社区医疗模式的建设，其主要著作包括《针灸的核心》（*Acupuncture Core Therapy*，2007）、《欧洲草药学》（*Botanical Medicine*: *A European Professional Perspective*，1994）、《克服癌症》（*Whole-Body Healing for Cancer Recovery*: *Seven Steps to Support Treatment, Boost Immunity, and Build Better Health*，2009）。他的《未来癌症治疗》最近在法国出版，是关于替代癌症疗法的书。肯纳博士在全球多个医疗组织担任顾问，同时为美国国家卫生联合会理事会成员。

坚持传统并非崇敬祭拜灰烬，而是保存火种。

——捷克作曲家　古斯塔夫·马勒（1860~1911 年）

秉承传统治疗方式的医师，如中国传统医学医师，通常能够获得非常好的临床医疗效果。因此，不可简单地视传统医学的诊断和治疗概念"低级"或"不科学"。传统医学的整体系统观念并非是对人体、自然和世界的简单描述，而是把患者症状和治病所用药物对应起来的"软件"系统，如中医的阴阳学说和八卦理论便是明证。这种全系统（whole-system）"软件"可用于个体化治疗，而非仅仅将某种固定疗法对应某一种疾病。传统医学因此可以避免许多治疗过程中的不良反应或副作用。多数的传统医学药物是无毒的，甚至有各自的营养特性，因此传统医学治疗慢性病有时会更有效。因为常规药物医学对短期危机处理有效，但对慢性病的治疗效果不佳，传统疗法填补了目前常规医药学的空白。

以上有关"传统医学"的描述，对于天然药物的近现代系统学术流派也是适用的，比如德国生物医学和整合医学（两者都将在后文中相继论述），故又统称为"非常规医学系统"。这些非常规医学系统不仅满足了病人多元化治疗手段的需求，弥补了常规药物医学的不足，同时也为生物学和医学领域带来了认知层面的扩展和延伸。

对中医来说，创新并不罕见。历史上，中医从来不是故步自封的，而是围绕"核心理论"（除了对疾病的系统理论之外，包括理解天、地、人的关系等等理论）百花齐放式的不断地丰富创新，经由大量的临床实践将知识去伪存真、相互融合，沉淀为"后核心"而发展延续至今。中国在近现代培育和推行的"中西医结合学科"只是众多"创新"中的一种。与此同时，古老的中医流派在日本、越南和世界华人社区依然流行。而同时期的美国，传统中医、营养学与和疗医学（homeopathic medicine）以及世界上多种新草药的应用共存并相互交融，继续"创新"。

全系统模式和内环境模式

普遍来说，传统自然医学的治疗理念是尽可能恢复身体的正常功能，而非仅仅压制疾病症状。这样的哲学理念孕育了医学全系统模式，医生们不再拆分为不同功能系统来分析疾病，而是认为身体或大脑的各部分都会影响到整个生命系统中的其他部分。全系统模式像大型蜘蛛网一样，描绘出不同系统、器官之间的错综复杂的联系，并有助于描述各因素变化并相互影响的情况。因此，全系统模式所关注的是在疾病过程当中身体系统里具有相关性的所有变化，而不仅仅是关注具有因果关联的某种现象。20世纪70年代，美国一个名叫洛伦兹的气象学家在解释空气系统理论时说，亚马孙雨林一只蝴蝶翅膀偶尔振动，也许两周后就会引起美国得克萨斯州的一场龙卷风。现代医学可能看到的是蝴蝶在扇动翅膀，而全系统模式下的医学看到蝴蝶扇动翅膀是怎么影响到大洋对岸地震的。这个学科如果得以继续发展，也许会改变现代医学的认知方式。

用于描述全系统模式的术语之一是"内环境（terrain）"，该术语出现在19世纪晚期法国路易斯·巴斯德和克劳德·伯尔纳时期。"内环境"原是用于描述人体体液和整体新陈代谢系统，因为该"内环境"是在细胞外和组织间、皮肤下，故又被称为"细胞外环境"，但在此之后仅仅作为一个"概念"，而没有被研究者所重视。真正重视和倡导"内环境"研究的是著名生理学家克劳德·伯尔纳，他提出："那些协调细胞环境的因素（内环境）对身体的正常运行起着主要作用，而非其他因素起主导。"伯尔纳认为"微生物无关紧要，内环境影响一切。"而正是在这一点上，他与当时同样享有盛誉的科学家路易斯·巴斯德（微生物领域的开创者、巴氏消毒法的创始人，历史公认的科学巨人）颇有分歧：巴斯德提出了疾病"微生物"说，即有毒的微生物导致了相关的传染疾病。而内环境理论则认为，治疗感染需要改变微生物的生存环境，如身体的整体情况，而非仅仅杀死某种微生物。

外部因素（如有毒的微生物）在疾病发生中起着重要作用，但同样重要的还有我们人体对疾病的反应模式，而这种反应模式在近现代医学研究中基本无涉及。伯尔纳和其他内环境理论的倡导者认为"病菌只是感染疾病的诱因，真正起因是患者的体质倾向或身体内环境的虚弱"，而这种以患者的生物个体性为主体的诊疗模式显然比以疾病和细菌进行病理分类更加复杂，更有利于我们读懂疾病的人身反应模式。

疾病是自然存在的。对疾病的解释和治疗的标准化导致近现代的医疗系统只注重标准化，医学学科分支越来越细，专业化越来越强、思维越来越窄。当然，"坚持标准化"思想的兴起，逐渐导致了近现代医学研究的"集权化"，而非"多样化"。久而久之，人们即认为只存在一种医学科学，只有"标准的"疾病治疗方法。在现实生活中，治疗方式的选择也因保险公司医疗保险条例的制约和医院的规章制度而变得"格式化"。很多临床路径、治疗方案是基于统计大量病患数据后确立的"安全、标准化治疗方案"，而并非根据病患的个体情况而制订的、最合适的治疗方案。

常规医学"科学"的缺陷

常规医学的文本中很少出现"治愈（healing）"一词，因为除特定手术外，常规医学并不能使病人完全恢复健康。与疾病治疗对应的词是"管控"（management），而非治愈。没有人认为当代对糖尿病、关节炎和许多其他疾病的治疗能够逆转病理，让病人身体恢复正常功能，不再依靠药物。其原因之一，在于常规现代医学中规定、合法使用的药物大多数是化学合成的、有毒的"药品"。

目前，世界上仍没有广泛认可的健康模型。现有的治疗方式，是建立于现有科学手段对疾病了解的程度之上，而缺少关注患者身体的全身生理变化情况、与疾病相关的心理健康等情况。近代，人们尝试建立使用"基因决定论"理解疾病模式的临床治疗系统，"基因决定论"是理解生物个体性的最新模型。但不幸的是，"基因决定论"依然无法达到其拥护者热衷推崇的治疗效果。将生物系统仅仅看作是由一系列基因组构成的，是无法解释全部生理、病理现象的。后来，"基因组学"向着由基因编码的蛋白质的研究——"蛋白质组学"转变。从而形成目前的"基因网络系统"研究（即基因转录组、蛋白质组和代谢组），而仅仅针对单个基因的研究逐渐被替代和废弃。

"代谢组"也许是现代医学对内环境描述最接近的术语，因为人体代谢产物、内分泌激素的调节等等都在内环境当中进行。人们逐渐发现，个人的细胞环境决定了其基因和基因组的表达，即所谓的表观遗传学（epigenetics）作用。到现在回头来看，正如克劳德·伯尔纳所说的"内环境影响一切"，一语中的。

无论是内环境或代谢组研究，都对我们用全系统模式来解释生理学很重要，因为所有的生理活动都具有"网络化"的特征。新陈代谢网络的行为源源于多层级和多变体因素网络的调节过程。网络系统通常包括非线性动力学的代谢步骤，这增加了其复杂性。人为对某个基因的改变仅仅是改变其酶综合体，而对基体（substrate availability，又称为"可用的代谢底物"）或神经内分泌调节反应机制（reaction kinetics，又可称为"内环境动态反应机制"）无直接影响，而后者调节着反馈抑制、最终产物抑制和竞争性抑制等更为复杂的机制。仅仅是 DNA（deoxyribonucleic acid，脱氧核糖核酸，又简称为"基因"）、RNA（ribonucleic acid，核糖核酸，即 DNA 转录过来的基因序列，直接指导蛋白质的合成、折叠）和蛋白质三者的组成与数量上的变化不足以描述新陈代谢的基本情况和信号通路之间的相互关系，如激素、细胞因子和神经递质等都在网络当中，但不属于上述三种物质（DNA、RNA 及蛋白质）。

代谢组，又称代谢系统，整体来说并不是封闭系统，而是一种耗散结构，因此不同于稳定系统，而具有消耗特性。代谢系统可对陌生的（未分类和识别的）内源性和外源性刺激做出回应，并具有复杂细胞网络同时激活的特性，因此不能被简单预测。基因与内环境的互相影响而造成的不稳定性是系统特性，不能单独的归咎于任何的系统单一要素及任何外源性或内源性因素。

单一基因组在不改变基因表达的情况下可以至少有两种表现型。同时，特定的通路模型（下丘脑—垂体—内分泌器官轴的抑制与反馈机制），让内分泌代谢系统能够以两种可代替的稳定状态重叠存在。同时，这种双重叠稳定状态的保持依赖于细胞外环境的情况，即上面所说的"内环境"的本质。

现代医学在不断地更新着令人炫目的技术，特别是在诊断和影像技术领域，预示着人体的复杂性正在逐渐消失。然而在当今医学中，许多日常实践仍然基于原始简单的概念：当今医生仍会以病人的免疫系统、生活质量和寿命为代价，试图杀死肿瘤来治疗癌症。全系统模式认为，代谢不平衡才是产生肿瘤的根本原因，但目前没有多少人尝试通过纠正新陈代谢的不平衡来辅助治疗癌症。事实上，两者间的关系还不为人所知。医生仍试图用强效药（比如各种抗生素）杀死致病微生物来治疗感染（医生按照所学最前沿的知识给患者治病，这里提到的医疗方法选择与医德无关），其结果是在患者身体内环境中滞留了诸多"废物"，可能还会因为药物代谢损伤肝脏和肾脏。这种治疗方法，不仅没有调整患者的内环境以避免有毒微生物的生存和扩散，而且抗生素的滥用也会为未来的感染留下隐患。现代已有的医学模式下的各种检查手段不能在整体层面为身体的正常或异常功能提供参数，因此除了个人血液测试所涵盖的部分内环境参数以外，其他的检查手段无法提供相应的健康指导方针，以指导人们下一步如何调节自己的身体状况。目前已有的血液测试手段可用于辅助诊断某些疾病，但对探求身体的整体功能或异常功能的整体性原因，不能提供全面的、完整的信息。

世界上的传统医学大多是不使用药物或者使用天然的草药来治疗疾病，而往往并不使用工业合成的治疗药品，所以导致了临床疗效定性、药物定量的研究困难，而且因为更关注个体状态而临床治疗可重复性差，故对于目前主流医药研究的科学领域来说是"不科学"的。同时，为天然物质申请专利是不可能的（因为是大自然的专利），所以制药公司因无法盈利而开发动力不足，故难以形成产品而在药品市场销售。中医在中成药方面已经打破这个僵局，但对西方自然医学等世界传统医学来讲，情况并不乐观。

西方自然医学的现代化

19世纪的知识分子清楚地了解合法性和合理性的差异。通常，合法性与权力挂钩，是强制性的；而合理性则与知识有关，不具有强制性。100多年以来，决定医学合法性的是拥有强大经济权力的制药公司，而不是受这些利益集团所操控的立法者、监管机构、教育机构和媒体市场上的广告投放。媒体宣传对医学合法性和"科学"性的确立也有重要影响。普通患者只有通过非主流的医疗服务渠道寻求帮助时，才能意识到上述情况。

人们在选择疗愈方式的时候通常会面临两种选择：常规医学体系和自然医学体系。常规医学概念的基本缺陷是在于整体观的缺乏。自然医学也称替代医学，不仅重视身心医学和全系统模式，也为临床医生尝试提供无毒、可纠正身体偏差的医疗策略。中医属于自然医学的模式范畴。

自1980年以来，自然疗法及天然药物在美国医疗及药品市场的占有过程中，中医中药发挥了重要作用。美国公众可以享受到自然疗法中的多种服务，包括和疗医药学和草本药物疗法，以及正骨和脊柱疗法（chiropractic）等。另一种形式的自然疗法（传统医学）是印度的阿育吠陀医学，现已在美国占有一席之地。多种自然疗法体系并存的制度，为寻求整体治愈而不是为临时缓解症状的病人提供了多样化的选择。随着补充疗法（complementary therapy，常规医学之外的疗法）理念的普及，尽管医保涵盖的是常规医学，但是更多的患者宁愿自掏腰包也要去寻求非常规的医疗服务，这在部分程度上体现了现代人们越来越重视生活方式对健康的影响。患者的青睐不仅促进了补充医学（complementary medicine）的不断发展，还提高了补充医学的安全性，让它们作为常规治疗的辅助手段，更好地改善病人的生活质量和提高治病疗效。

补充医学同常规医学一样，基于相同的研究和以疾病为基础的模式，所以并不等同于替代医学（alternative medicine）。替代医学则基于全系统模式和内环境的概念。生物个体性与内环境在概念上有内在一致性，而非将疾病视为独立实体，完全忽视"宿主"的个体性。临床上被诊断为同样疾病的患者，如癌症患者，对同一种治疗方式会有完全不同的反应。事实上，个体的每一种疾病都反映了一整套独特的疾病信号、反应机制和网络。"全系统模式"以网络为整体观念的中心，网络及其组成部分会受到无数的截然不同的"输入信号（系统外因素影响）"和"反馈方式（系统内因素影响）"的影响。运用全系统模式这种解析生物个体性的复杂模式，让替代医学更适合治疗现代社会最难处理、每年各国医保财政支出最多的疾病——慢性病。

替代医学所使用的天然药物，几乎都是无毒的，就药物肝肾损害风险比较而言更加安全。如果通过调整食物摄取成分、添加营养补充剂、接受草药或和疗药物的治疗来调整疾病，则可以显著降低治疗副作用的风险。因为上述这些方法，很少有不良反应或药物间相互作用，只要选择得当，几乎不会产生严重问题，但是错误使用工业合成药物或者过量使用该种药物，已经成为药物不良反应的主要原因。

欧洲为我们带来了两种卓越的自然疗法体系——德国生物医学（german biological medicine）和起源于法国的源内分泌医学（endobiogency）。尽管德国和法国都有着尊重自然医学和民间医学的传统，但这两种新的医学体系则是已扎根于先进的科学方法。在德国生物医学领域，德国生物医学自然疗法已成为众多积极进取的具有新思维的医生、物理学家和其他健康领域科学家所关注的研究领域；而源内分泌学则是对生理学科全新的诠释，其成就将遥遥领先于目前"被标准化"的常规医学思想。

地理方位上的"东方"和"西方"的区别，在本文中并不完全适用。和东方一样，天然药物传统在西方自古便存在。我们可以肯定，和疗医学、源内分泌学、德国生物医学以及中国和印度的传统医学体系，之所以有别于西方常规医学，就在于它们旨在全面、整体地恢复身体正常功能，主张使用无毒和无伤害性的药物，最重要的是，它们都采用了"全人系统模式"为其理论核心。

德国生物医学

德国生物医学兴起于 20 世纪初，当时的德国医学代表着世界科技的先进水平，全世界的医生纷纷前往学习，提高学识。当时流行的医疗实践主要包括和疗医学、植物疗法以及一些电磁设备的使用，那个时期充满了创新和对基础科学概念的挑战。医师汉斯·海因里希·瑞克维格开发了全新的疾病分类学和病理生理学模型。瑞克维格博士开发了用作基本模型的流程图，沿着图表中的垂直线，他根据胚胎来源，列出了人体的所有组织。横向，他列举了六个病理发展阶段，三个“体液”阶段和三个“细胞”阶段。从第一阶段到第六阶段的发展，展现了机体结构和功能完整性的逐渐衰落。这种模式被称为“健康—疾病连续体”模式。

表 1　健康—疾病连续体模型表：六个阶段

系统名称	激素阶段		组织液缓冲阶段			细胞阶段	
器官系统	排泄阶段	反应阶段	沉积阶段	生理分割线	浸渍阶段	退变阶段	肿瘤阶段
皮肤	发作性出汗	痤疮	痣		过敏反应	表皮硬化	黑色素瘤
神经系统	注意力集中困难	脑膜炎	脑硬化		偏头痛	阿尔兹海默症	胶质肉瘤
感觉系统	眼泪，耳漏	结膜炎、中耳炎	睑板腺囊肿，胆脂瘤		虹膜睫状体炎、耳鸣	黄斑变性，嗅觉丧失	黑蒙、恶性肿瘤
运动系统	关节疼痛	外上髁炎	外生骨疣		慢性关节炎	颈椎病	肉瘤、软骨瘤
呼吸系统	咳嗽，咳痰	急性支气管炎	矽肺、吸烟者的肺		慢性（阻塞性）支气管炎	支气管扩张、肺气肿	支气管肺癌
心血管系统	功能性心脏病	心内膜炎、心包炎、心肌炎	冠状动脉心脏病		心衰	心肌梗死	血管间皮瘤
胃肠系统	烧心	肠炎、胃炎	增生性胃炎		慢性胃炎、吸收不良	萎缩性胃炎、肝硬化	胃癌、肠癌

续表

系统名称	激素阶段		组织液缓冲阶段			细胞阶段	
泌尿生殖系统	多尿	尿路感染	膀胱结石、肾结石	生理分割线	慢性泌尿系统感染	肾萎缩	癌症
血液	网状细胞改变	白细胞增多、化脓	红细胞增多症、血小板增多症		各种血液细胞聚集的干扰	贫血、血小板减少	白血病
淋巴系统	淋巴水肿	淋巴管炎、扁桃体炎、淋巴结炎	淋巴结肿大		淋巴系统的不足	淋巴结纤维化	淋巴瘤、霍奇金/非霍奇金淋巴瘤
代谢	电解质转移	脂质代谢紊乱	痛风、肥胖		代谢综合征	糖尿病	代谢减慢
激素系统	球状感觉	甲状腺炎	甲状腺肿/甲状腺瘤		甲状腺功能亢进症、葡萄糖耐受不良	更年期症状	甲状腺瘤
免疫系统	对感染的易感性	免疫系统薄弱、急性感染	免疫应答弱	生理分割线	自身免疫性疾病、免疫缺陷、慢性感染	艾滋病	慢反应
	改变	反应	调整		慢性状态	失平衡末期	崩溃
心理/心灵	功能、心理的扰乱，表达为"紧张感"	焦虑症状、过度兴奋的症状	心身表现、神经症、恐惧症、神经症、抑郁症		内源性抑郁症、精神病、焦虑症、器质性心理综合征	精神分裂症的缺陷状态、智力缺陷	躁狂症、紧张症

健康—疾病连续体

在瑞克维格博士的病理学系统中，疾病不是"全或无"的单一事件，而是一个变化的过程。瑞克维格将身体视为"流动中的动态系统"，这同针灸疗法或东方植物（中药）疗法的医师见解相似。正如匈牙利内分泌专家汉斯·谢耶所言，身体对紧张刺激具有特定的回应方式，瑞克维格则描述了身体对威胁细胞环境平衡的回应，细胞环境指的是细胞周围的液体。他的模型描述出疾病过程中身体如何因保护细胞环境而导致废物积累、感染有毒物质或微生物的过程。

"流动系统"是指在组织和器官中营养物质吸收和化学信号传递的同时，有毒物质通过消除通道得以排出体外，就这样"进进、出出"的连续流动系统。疾病过程有许多发展阶段，比如有毒物质不能从体内排出的阶段——正常的消除通道被阻断，或身体所有机制受到影响，没有足够能量去除有毒物质。"健康"便是排除这些有毒物质的影响，而治愈的过程在于恢复健康的动态流动。

"健康—疾病连续体"（见表1）可分为六个阶段。将人体所有组织按胚胎起源顺序进行垂直排列。水平轴线上为六个阶段，每个阶段相对应的纵列，列出了对应相关组织中的疾病特征。从左到右的变化表示从健康到疾病的恶化过程。每个人可根据自身的基因遗传，通过该模型追踪到自身健康状况的发展阶段。因此，疾病是一个过程，是一个贯穿"健康—疾病连续体"的向量。下面将仔细分析这六个阶段。

阶段一：排泄阶段

最早阶段是排泄阶段，引发疾病的物质被排出体外。典型表现是鼻子、眼睛和胃肠的分泌物以及排汗等。"黏膜"是免疫系统的第一道防线，黏膜分泌增多这个阶段起着抵抗疾病的至关重要的作用。这些都发生在体液（Th2）免疫水平。以传统自然医学来看，如果一个人得了感冒，并不是生"病"，正如宿醉不是病一样。这是身体正在清除废物，内环境正在自我修复，是回归健康状态的过程。

阶段二：反应阶段

在此阶段，身体通过"发热和炎症"来氧化或"燃烧"有毒物质。这也被称为"炎症"阶段，各类型急性炎症都属于该阶段。受内分泌系统（特别是甲状腺）驱动，免疫系统会提高体温来应对炎症，表现为体温上升，代谢率增加。在此阶段，完好无损的肝脏（肝功能正常）和甲状腺发挥主要功能。

阶段三：沉积阶段

在沉积阶段，身体无法"摆脱"病原体侵入，最初表现为水肿、囊肿、息肉、尖锐湿疣、淋巴结肿大和腺体肿大，都属于这个阶段，典型的表现为过敏。该阶段常伴有发炎、黏膜活化和分泌，但由于有一定量的代谢碎屑仍停留在组织或细胞膜中，因此身体自身无法消炎（属于失去自我调节能力范围）。此外，残留的有害物质也可能是 pH 值（人体酸碱度）失调的最初迹象，酸性"废物"也随之开始累积。然而，根据此阶段的病理特征，内环境或体液仍未受到损坏。

前三个阶段为"体液"阶段，疾病表现仍处在体液系统中，机体在积极的响应并打算排除疾病因子，而并未引起细胞或个体的失衡。体液阶段内仍有一定程度的排泄，体液流动是为了消除负荷。

后三个阶段，又称"细胞阶段"，体液从流动状态变为冷凝状态而停止排泄，冷凝意味着肝脏和肾脏已经不能处理和消除的废物在身体内的沉积。间充质细胞吸收并包裹类似"吞噬代谢毒素"的物质，可作为身体对疾病缓冲体系的延伸。

抗体与抗原结合，形成循环免疫复合物（circulating immunocomplexs，CICs），CICs 能够在淋巴和血液内不受阻碍的循环流动，不受外物干扰。通常情况下，白细胞细胞群中，有一种被称为"清道夫"的白细胞类型——巨噬细胞，它们可破坏 CICs 的形成，但巨噬细胞通常针对的是大型免疫复合物，有时会忽略中等大小的免疫复合物。此外，巨噬细胞还可以捕获网状内皮系统排出的细胞代谢产物和免疫球蛋白。在体液循环流动中，CICs 与细胞和组织内分泌物质结合并形成黏性薄膜，导致局部拥塞。细菌和真菌也可以创建类似"生物膜"的结构，在人体机体中建构一个有利于自身安全的栖息地。异常的杂质在人的血管周围形成"阵营"，躲开人体清道夫的清扫和免疫防御机制。

细胞和组织中的黏性沉积物质，在阿育吠陀医学中称为"惰"（毒素，印度文念为"Ama"），中医则称为"痰"。痰多是由于炎症发热导致部分脱水而产生的黏性物质。传统医学认为，惰和痰均是为恢复健康而必须消除的致病因素。

阶段四：浸渍阶段

当毒性物质开始增多并渗透到组织中时，即到了浸渍阶段。CICs 最终能够穿透细胞，并储存在细胞内。从此刻起，这些免疫复合物变成了致病因子。当免疫复合物累积的数量达到某一阈值，另一个被称为"补体系统"的免疫防御系统即开始启动。补体免疫防御系统包括九种酶，可依次被激活。当整个酶的级联反应（cascade）被激活（注：级联反应是指在一系列连续事件中前面一种事件能激发后面一种事件的反应），便会引起白蛋白的破坏，进而导致"炎症"的发生，炎症的持续会导致正常组织的破坏或阻塞，"自身免疫性疾病"便这样发生了。

另外，无法通过肾、皮肤或呼吸系统消除的代谢废物会引起组织酸中毒。1917年，范·斯莱克首先通过观察发现酸性物质是在组织内缓冲，而不是在血液内。此后，该发现得到其他研究人员的认可，认为最重要的"组织"指的是间质结缔组织。结缔组织系统分布在整个有机体内，吸收有毒物质的数量约为肝脏的三倍。这种"膜系统"绝大部分由蛋白质构成，适用于酸的缓冲，如结合钠离子和钾离子，直到通过排泄器官将其排除。

在该阶段内，可以看到自身免疫疾病和慢性炎症。自身免疫疾病有时是由于身体吸收了如汞等有毒矿物质而产生的一般肽类物质，有时是由于膜完整性缺失导致的选择性渗透失效。免疫系统将这些有毒组织视为"异物"，并试图消除它们。

阶段五：退变阶段

由于组织健康恶化，自身免疫性疾病和慢性炎症给身体带来巨大负担，身体从这个阶段开始进入到退变阶段——组织开始缺氧窒息，然后萎缩和硬化。在此阶段，同时存在组织液循环被打乱的情况，循环免疫复合物淤塞与末梢组织充血开始摧毁人体的正常组织，炎症反应的副产物进入在细胞营养供给的通路中，使机体恢复能力下降。机体已经超负荷运转并且缺乏有害物质的排出方式，各种细胞毒性物质开始在身体内持续累积。随着被破坏细胞的酸化或循环废物的氧化，循环变得黏稠，流动变缓或完全静止。于是，细胞和组织开始恶化和死亡。死亡后破裂的细胞释放出细胞内容物，内容包括各种遗传物质，如RNA等等；CICs导致的免疫系统的反应和多余的DNA等则堵塞了细胞内部流动。

细胞核是细胞"细胞器"之一，其内部的核糖体将蛋白组合，以实现特定细胞功能。在核仁中有成千上万的核糖体。核糖体 rDNA（ribosomal DNA）是细胞中重复最多的 DNA 序列，因此在这个阶段，细胞在保持稳定的重复序列时面临严峻挑战。另外一方面，细胞质中的 pH 值干扰了多样电子代谢物进入线粒体。细胞水平上，氧化应激反应导致了 ATP-AMP 能源生产周期的功能障碍。ATP 和 AMP 是细胞存储和释放能量的化学物质。当适用的电子缺乏达到某值时，细胞核的功能便会受到干扰。

阶段六：肿瘤阶段

这是漫长过程的最终阶段，废物堆积到达了极点，细胞内积满了废物，无法再接收养分和氧气。为适应这些情况，生命过程开始改变，恶性细胞非正常生长，通常是基于葡萄糖（而非氧气）的厌氧发酵。无氧代谢产生大量乳酸。恶性细胞表层的黏性沉积物会阻碍免疫系统对癌细胞的识别，就像人类胚胎细胞通过分泌黏性人绒毛膜促性腺激素（HCG）以避免因母体的免疫排除而中止妊娠一样，故恶性细胞能够豁免免疫系统的检测和清除。

在最后阶段，细胞的完整性被破坏，细胞核破裂。细胞核中的各种物质，如钠离子形式存在，从体液系统中流出并入侵细胞。细胞吸收钠离子，形成了异常的电子特性，同时产生过剩的氢离子（H^+），导致 pH 值降低，倾向于酸性。随着 H^+ 在细胞内积聚，基因也会变得更加不稳定。

从这个角度来看，人们认为癌症并非局部疾病，而是身体试图在不同组织中存储废物。但是当废物积累和细胞核释放的 DNA 不能同时存在于一处，就会分散开来或"发生转移"。病人并不是死于"肿瘤"，而是身体主要功能失效、器官衰竭。

根据瑞克维格博士的假说，使用药物或疫苗压制疾病症状会加速整体向疾病的深度发展，他称之为"渐进的替代作用"。然而，如果细胞免疫被激活或解毒开始，即使表现为急性发热疾病的形式，这种"回归的替代作用"可改善总体健康和身体活力。在这种情况下，反应阶段中系统性的炎症反应能力被还原，以及排泄阶段中通过黏膜或解毒器官消除毒性威胁的能力也会恢复。

从事生物医学的医者不将疾病名称作为诊断结果。"健康—疾病连续体"系统假说的常用方法是确定某些组织，观察其病理发展处于哪个阶段，从而筛选各种治疗药物（草本或和疗药物）来对应不同层次的病理活性及组织。该系统还有助于了解患者的病理轨迹，为一些健康问题提供解释，如急性疾病为何引发慢性疾病，为何接种疫苗可预防疾病的急性阶段，却会导致患者患上慢性疾病等。

在常规医学中，扁桃体炎患者可能会通过手术切除扁桃体，但在几年后容易出现系统性红斑狼疮（systemic lupus erythematosus，简称 SLE）。常规医学认为，扁桃体炎已经治愈，后来出现了系统性红斑狼疮的原因不明。但生物医学则将两个事件联系起来，认为两者可能存在因果联系。

生物信息场

能量场和信息场理论的提出，对生物医学的治疗个性化是至关重要的。

在时空中，生命系统是自组织（self-organizing）的。自组织是引力场的特征之一，引力场决定空间本身的特定形状（引力场理论来自爱因斯坦）。重力和生命系统是非线性的，是自我组织的。以生物系统为例，可能存在自组织的生物引力场，其结构决定生物分子的形状，蛋白质的合成，细胞分化和生命系统的整体形状。

最初，反对机械论观点的是胚胎学家。20 世纪 20 年代早期，胚胎学家汉斯·德里希因其胚胎实验结果，转为"生机论"（vitalism）学派。从胚胎上切下一小片组织，它会重新生成整个胚胎。这似乎表明，这个过程可能无法通过机械方法进行分析。当 20 世纪 20 年代生机论运动在医学领域被淡化之时，反而，物理学家们开始发现，自组织信息场可产生物质本身。爱因斯坦在他的统一场理论中反复强调该观点，即一个粒子或波是更大的组织场中的单一部分。

1922 年，俄罗斯人格尔维奇（Gurwitsch）和奥地利人维斯最早提出"形态形成场"（morphogenetic field），即场可以产生形态结构。之后，路德维希·冯·贝塔朗菲、C.H. 沃丁顿、乔治·拉科维奇、哈罗德·萨克斯顿伯尔和鲁珀特·谢德拉克对组织场衍生出的整体系统模型进行研究。数学家路德维希·冯·贝塔朗菲是总结研究整体性新方法的第一人。作为"一般系统论"创始人，他致力于推广生命主要是自我组织的系统，整体属性可以被分割为部分间相互作用的集合。生物信息场是机体中信息无线传输的一种形式，并负责有机体生命过程中的动态平衡、细节把握和持续发展。这些场的质量决定了机体的健康功能。

干扰场

某些信息场是致病的，生物医学称之为"干扰场（disturbance fields）"。干扰场影响人体的信息交换，并由此导致疾病。电磁场可产生干扰场，如移动电话、电力传输，但更少为人所知并难以被察觉的是，病灶性感染也会产生干扰场。病灶性感染是病理损害引起的郁结性未痊愈感染，其中多数来自牙齿根管治疗。另外，扁桃体切除术、阑尾炎切除或创伤等留下的伤疤也会产生干扰。病灶性感染可通过手术、注射疗法或电流疗法去除。系统中储存的毒性，如疫苗和药物的副作用也会在信息场中产生干扰。干扰场对于系统的影响被称为"调节阻碍"（regulatory blocks）。

风水压力

　　风水压力（geopathic stress）（被翻译为中文时与中国古代"风水"理念相近，故翻译为"风水"，而与实际古中国的"风水"含义不同，也称为"地球辐射压力"）是生物体被干扰的另一个来源。风水压力有不同种类。这个词通常是指地球磁场或引力场的异常现象。同其他的理论相比，风水压力认为是由影响地球重力场的力量所导致的不良的病理影响。风水压力可通过使用皮肤电筛查与和疗能量小瓶测量病人场之间的振动共振测出。常用于检测风水压力的是硅 D_{60}，为硅的稀释变样。感应力俗称"探测"（dowsing），是用于定位地下水的传统技术，也可以用来定位患者生活或工作环境中的压力源头。一些因为生活中的严重创伤而留下的情绪印记可被清除。这些工作通常需要懂得能量技术的治疗师或能量导引师（又可翻译称"巫师"，喻为懂得法术即懂得能量导引）的介入。

生物共振和皮肤电筛查

　　生物医学领域中，进行皮肤电筛查时，医生或观察员是生物信息的接收人，而非冷酷机械的观察员。古埃及的祭司使用的连杆叉，美国西部称为"占卜棒"，英国称为"魔力棒"。人们在埃及帝王谷法老的墓葬艺术品中发现了连杆叉。在古代，能否找到地下水关乎生死。帕拉塞尔苏斯著作中指出，占卜棒在 15 世纪也发挥了特殊的作用。1925 年，俄罗斯工程师乔治·拉科维奇出版了《生命的秘密》，书中指出每一个活着的实体都会发出辐射（或电磁信号），细胞核为电振荡回路，类似于无线电的发射机和接收机。1945 年，耶鲁大学医学系伯尔教授进行了长达七年的调查，确认所有生物体均具有复杂的电磁场。他指出，通过标注变体，可以用这些"生命场"来预测疾病。

20 世纪 50 至 60 年代，德国医生莱因霍尔德·沃尔博士是现代电针的开创者，他的发现建立在一个科学证据上，即中医中沿经络分布的针灸穴位电阻会根据健康状况不同有所变化。其原理是功能亢进（活化，器官或系统的刺激，炎症性疾病）会减小相关经脉的电阻（以毫瓦为单位），传导率（以毫伏为单位）就会增加。对应地，功能减退（功能减慢和退化）增加了相关经脉的电阻，传导率就会下降。他还发现，将有效的和疗药物、草药或生化治疗药物敷在皮肤上，或将治疗剂放置在患者和测试仪之间，都可以使这些异常阻力恢复正常。所以，如果将耐受性很差（致敏）的物质放置在患者和测试仪之间形成的电路中，就会增加相关穴位的皮肤电阻。沃尔教授将这些发现的临床应用称为"电针"。自电针使用以来，一直是多种类型电子生物共振检测的基础。这种技术更现代的名称为"电真皮筛查"（electrical dermis screening，简称 EDS），意思是基于测试皮肤表层的电流读数。

20 世纪 60 年代，赫尔穆特·施密尔博士基于对信息场的分析进行诊断，而不仅是通过对经脉的观察，开发了"vega 测试系统"。"vega"指的是"植物神经反射"（vegetative reflex），即因其他影响干预导致的皮肤电阻变化。该系统在整个治疗过程中，仅就任意皮肤点使用装有药物和顺势疗法药物（又称和疗药物）的小瓶。他发现，通过在电路中（如病人和测试仪之间）插入特定的顺势测试安瓿进行特殊的适应性判断，可成功测试任何皮肤点，故将其命名为"vega 测试"，装置药物的小安瓿瓶被称为"过滤器"。这种技术有助于探求病患的抑制模式以及病患对食品、药品等的反应。此外，施密尔博士认为其成果与信息场之间有相互作用，而场本身不是由电磁波或任何可测量的能量构成，而是单纯的信息模式。

其他可测量的能量影响包括电磁波、"生物光子"（biophotons），其中生物光子即生物体自身发出的光。自 1960 年以来的三十多年里，罗伯特·贝克尔博士广泛地研究了人体生理和电流之间、电流和药物之间的联系。他证明了直流电的电流刺激可促进骨骼和其他组织的愈合,甚至再生。他的著作《身体电流》讲述了人类生物电本质的故事,引人入胜。20世纪70年代,德国人弗朗兹·莫雷尔博士使用患者自身振动的能量,发明出一种个性化并有效的疗法,促发了医学新的领域,即生物—共振疗法(bio-resonance therapy)。弗里茨·A·波普教授还发现,DNA是生物光子的来源,负责触发活细胞中的生物化学反应。最后,保罗·施密特设计的触角系统(antenna system)和地球的电磁振荡同步,即物理学中的"舒曼共振"(schumann resonances)。

自20世纪80年代以来,各种生物能量或生物共振设备已被开发,并用于诊断和治疗。通过过滤并消除不良谐振模式,为生物系统输入健康模式。现代电子皮肤检测设备和电磁生物共振设备已全面电脑化,通常包含一系列预编程诊断和治疗性共振。

生物共振理论在科学界中尚存在争议。尽管这些来自世界各地的古老的传统医学概念是人类文化的重要部分,但主流科学会忽略这些发现。不过,德国物理学家、医学研究人员和医生正在将其作为科学探究的新领域进行调查和实验,并未过快否认这些概念的正确性。

暗视野显微镜

"多形性"(pleomorphism)是描述某些微生物可以改变形式的术语。20世纪最保守的科学家发现,有些真菌可能在某些条件下表现为霉菌(丝状),而在其他情况下表现为酵母(滴状)。因此,念珠菌可能是霉菌或酵母菌,直到约50年前,人们才意识到两者是同一种疾病。

恩德莱关于多形性的理论更为激进,他提出,只有两种微生物可在不同形式和阶段间转换。在该理论中,微生物最基本的形式是白色小斑点,他称之为原生生物。最初开始谈论多形性的科学家之一是法国的安托万·白尚普，他是与伯纳德和巴斯德同时期的科学家。他将观察到的小生物体称为多形生物（microzymes）。魁北克科学家加斯顿·纳森观察这些微小颗粒，称之为超微生物体（somatids），而超微生物体可以在所有生物中找到。纳森认为，在内环境模型中，内环境的性质决定了这些超微生物体是否会突变成有害的微生物形式。在健康机体中，超微生物体的生命周期为三个阶段：超微生物体、孢子（spore）和双孢（注：孢子是脱离超微生物体母体后能直接或间接发育成新个体的超微生物体生殖细胞形态）。在这个超微生物体自体"微循环"中，人体构成小体在细胞分裂的调节中履行基本职能。然而，当我们生病时，超微生物体会形成复杂的 16 种形态的"大循环"，加斯顿·纳森理论认为，在健康人的体内只能找到三种形态，而在慢性病人体内则能找到其他 4~16 种形态。在大循环中，超微生物体可以是细菌类和真菌类的混合形式。这种形式的变化是"多形性"的一个例子。恩德莱还谈到一个循环，即多形生物经过细菌主导的阶段，然后到真菌主导的阶段，比如人体内环境的质量持续性恶化，则会导致真菌感染等慢性疾病。

恩德莱使用染色技术进行相关研究，同时其他更多的研究者在使用暗视野显微镜进行"活血分析"。

另一种血液分析的方法来自韦恩州立大学的丽达·马特曼教授和她的同事菲尔·霍克斯特博士。微生物生存受到挑战时，会主动除去其细胞壁（脱去细胞壁会导致人体的免疫系统无法识别微生物为人体异物），虽然降低其在人体中的致病毒性，但也让它们更不易被宿主免疫系统发现而受到免疫攻击。在该阶段，它们可以改变形状（即多形性），这意味着它们可以很容易地侵入并藏身于人体自身的细胞中。研究人员将其命名为细胞壁缺陷细菌（或 L 型），认为其中有很多是"隐形病原体"（stealth pathogens），因为它们很难用传统的诊断方法检测出。这种较为保守的多形性观点基于健全的科学，对主流科学家来说更为可信。人们都认可，如果培养基不频繁刷新，微生物便会产生变异。如何解释暗视野下的观察极具争议性，多数保守的科学家拒绝接受恩德莱和纳森的发现。根据这一理解模型，用来治疗内环境的生物药物已成功使用一百余年，二战前便已成为主流医学中的一部分。近期，进一步的研究正在进行中，对"针对性的免疫调节剂"的有效性也正在寻求数据支持。

生物牙科学

广泛应用于德国和瑞士等地区的生物牙科学（biological dentistry）将人体脏腑经络与牙齿相对应，该理论学说的源头很有可能是在18世纪"东学西渐"的过程中从中国传入欧洲。如果该推测成立，此源头就应来自于陈士铎（1627~1707年），他一生著述颇丰，据嘉庆八年（1803年）《山阴县志》记载："著有《内经素问尚论》《灵枢新编》《外经微言》《本草新编》《脏腑精鉴》《脉诀阐微》《石室秘录》《辨证录》《辨证玉函》《六气新编》《外科洞天》《伤寒四条辨》《婴孺证治》《伤风指迷》《历代医史》《琼笈秘录》《黄庭经注》《梅花易数》等书。惜其所著，多所沦没"。今存世的见有《石室秘录》《洞天奥旨》《本草新编》《辨证录》《辨证玉函》《脉诀阐微》《外经微言》《辨证奇闻》《辨证冰鉴》九种。相比其他医家著作，陈氏诸书颇具特色：陈士铎在各书中的序、凡例中指出其书都是"仙传神授"，而其本人只是"述"或"习"、"敬习"。这在中国医学史上被称为"遇仙传书"案，至今320余年依然无法破解。陈士铎曾在《辨证录·牙齿痛门》指出牙齿与人体经络的关系："两门牙上下四齿，同属心包也；门牙旁上下四齿，属肝也；再上下四牙乃胃也；再上下四牙乃脾也；再上下四牙乃肺也；再上下之牙乃肾也；大牙亦属肾，肾经有三牙齿，多者贵。"因此在治疗上应根据牙痛的不同部位分经用药。

除了将脏腑功能与具体的牙齿相匹配而进行诊断与治疗之外，欧洲的自然医家和生物牙医们还特别关注汞合金的拆卸和更换。个体化的、细致的识别牙齿健康和其他部分之间的紧密联系，如营养、身体结构、牙弓及颞下颌关节、颅骶流体系统、免疫系统和中枢神经系统。他们详细分析牙齿填充物所用的材料，以及牙齿根管填充的安全性。他们认为应当了解"气蚀"，即旧的牙科手术遗留下来的感染，处理牙龈疾病的自然和非手术方法等。他们为每位患者就牙科材料相容性做个体化的测试，彻底去除有毒物质，如汞合金等填充物。

法国源内分泌学

源内分泌学（endobiogency）是关于人体内分泌整体网络和各种内分泌激素之间相互关系影响研究的学问，主要可以解释人体与环境、压力等关系，并将该理论下的神经内分泌系统视作人类身体对外界刺激产生疾病的反应系统和管理系统。它综合了人体各项激素功能指标和不同内分泌轴结构，是完全可以解释生理学现象的方法之一。源内分泌学将患者症状和可利用的实证（比如激素检查指标）进行综合评估，在其内分泌网络系统中可以清楚看到机体是如何进行全面调整的，并能分析出详细的动态综合代谢状况，这种分析即成为"功能生物学"评估。这对临床内分泌诊断、治疗及进一步研究均有重要作用。

源内分泌学体系的建立，来源于克里斯安·杜拉福特和让·克洛德·拉普拉斯这两名法国医生（医学博士）的工作。在他们医疗职业生涯的早期，曾质疑疾病的主要医学理念，不满于将医药产品作为治疗疾病的唯一选择的状况。自1973年以来，他们的工作主要集中于整合现代生理学、实证医学及临床植物疗法当中。20 世纪 70 年代，在他们与一群医生的共同努力下，法国植物疗法和芳香疗法协会宣告成立，该协会成立的目的是力图超越传统医学的"还原论"桎梏。20 世纪 80 年代至 90 年代，他们逐渐形成了源内分泌学的理论，并让其理论更加系统化，同时建立了基于内分泌紊乱的微妙体征体格检查体系。另外，他们通过不同的实验，揭示出内分泌、神经系统和代谢活性激素对应不同疾病下的反应模式，并在植物治疗中进一步理解了不同植物药在身体应对疾病的反应过程中起到的确切作用。这说明源内分泌学并非远离现代科学，而是内分泌激素定量和定性的关系综合，一样是依靠了部分内分泌激素的临床检测结果，但是能够得到更为系统的结论，为临床内分泌学的治疗提供新的方向和方法论。源内分泌学的传播也更为国际化，目前遍及欧洲、北美洲、非洲等地区。

源内分泌学对传统医学观念的修正

被诊断患有相同疾病的患者，如癌症，对于相同治疗的反应也会非常不同。事实上，每个个体的疾病都反映了一套独特的信号模式、应对机制和网络。两位病患，就算临床症状几乎相同，但生理的网络以及所获得的干扰因素却截然不同。

多年来，解码基因组有望成为解决临床问题的系统化和科学化的方法。人们最初认为，通过对大量人类基因组信息的分析，可以为疾病和代谢途径网络提供详细的建模依据，但随着遗传决定论、方法论的局限性愈加明显，这一最初的乐观想法已不复存在。将生物系统看作是一系列的基因拼凑组合而成的，是不可能解释复杂的生理、病理现象的。由于人们逐渐意识到这一事实，研究重点便有所转移。从基因组学研究到对蛋白质功能学研究的转变，以及研究各种代谢网络——转录组、蛋白质组、代谢组的研究等等，人们对人体的复杂性认识越来越深刻。目前研究认为，这些代谢网络的产生取决于许多层面上多种指标变量之间的依赖关系和复杂的整体网络调控。

遗传学（genetics）是研究基于基因序列改变所致基因本身表达水平的变化，如基因突变等，而表观遗传学（epigenetics）则是研究基因序列并没改变，而基因表达修饰方式和过程的变化，如 DNA 甲基化和染色质构象变化等。表观遗传变化会直接受到环境和生活方式的影响。与在癌症中观察到的基因突变变化不同的是，表观遗传变化在各种疾病病程的发生和发展过程中是渐进的，它们的变化程度与危害因素的大小、持续时间有关，具有潜在的可逆性。

而代谢网络的行为是一套整体复杂的秩序，不仅仅局限于基因组。基因组本身的变化和疾病并不是简单的因果关系，而是应对不断变化的环境和需求进行调整和改变的机制，例如，细胞核不能指示从某特定 DNA 程序中转录合成某种蛋白质，而是通过细胞膜，将细胞外环境的情况通过离子传导、受体激活级联反应、包吞过程等等方式传导进入细胞中，通过各种方式影响细胞核遗传物质的表达，从而让细胞更加适应外环境。

代谢网络的行为是从基因到细胞、到激素产生、多个内分泌轴、内分泌轴之间等多个层面反应过程的综合结果。每一个层面都如蜘蛛网一样错综复杂，而源内分泌学的代谢网络就像有很多个蜘蛛网无规律的叠在一起，相互之间有各种因素粘连一样。在这些网络中，每个交汇点代表某一种内分泌指标，每一种指标的变化都会牵动全身，其他指标或多或少都会受到影响，而多种指标的同时变化，会进一步增加代谢网络的复杂性，从而变成非线性动力学的代谢步骤。故任何一个指标和其他指标之间的关系便不是简单的线性关系。

同时，由于内分泌代谢轴存在各种调控机制，比如反馈抑制、终端产物抑制、竞争性抑制等，更让这种复杂性进一步加剧。基因修饰只改变了酶的合成，对代谢底物的可用性（Substrate Availability，代谢底物指的是参与生化反应的物质，经过酶等的共同参与最终生成代谢产物）和反应动力学几乎没有直接影响。换句话说，对 DNA、信使 RNA 和蛋白质活性的研究，并不能对代谢底物和它们的信号转导途径（激素、细胞因子、神经递质等）之间的相互作用阐明原因。在代谢网络当中，没有所谓主导的物质进行总体代谢控制，而是通过 DNA 管辖的中央蛋白合成机制，在不断回应着总体环境中各种条件的变化。

遗传决定论（hereditary determinism）是近年来生物医学思想的重要哲学基础。此前提到过，代谢组不是一个封闭的系统，而是一个耗散结构，它不断响应未分类的和未知的内源性或外源性的刺激而动态变化着，故它与确定性系统不同，具有概率性方面的特性。但是这些复杂分子网络出现的特性不能以单位的形式进行任何有意义的分析，是因为基因与环境相互作用而造成的动态不稳定性具有无法归因于任何单独的因素。根据不同的环境（"内环境"或在法国传统中的"内部介质"），某些通路模式允许代谢系统在"相干叠加"的两个交替稳定状态中存在：单一基因型可以在基因表达不发生变化时，显示至少两个备用表型。

源内分泌与生理学中的"网络中心"模式

信息模型并不一定是数学抽象概念。源内分泌作为神经内分泌模型，是基于现代科学时代中最深入研究和最先被承认的全系统模型之一，我们将对其进行细致分析和观察。神经内分泌模型研究可以追溯到早期那些科学家们意识到需要为医疗实践建立整合模式的时代。20 世纪 20 年代，一些医学和生理学专家，包括沃尔特·B·卡农和阿尔弗雷德、诺斯·怀特海等人，他们就已经开始对综合模型进行了初步的尝试。

在他们建立的源内分泌模型中，"激素"在代谢网络中是"基因型—表型相关性"研究的一个重要工具，而生物化学和功能基因组学之间的联系将基因表达与生化和生理活动联系起来。这个模型不仅符合系统生物学，同时满足通过临床应用来研究医学的需要，即针对全系统模型整体调控。

源内分泌学神经内分泌模型

神经内分泌模型充分考量了人体的不同层次：身体（身）、情感（心）和精神（灵），及其与自身内分泌调控和内分泌系统的关系。只有内分泌系统拥有完成这些功能的所需的特性，因为它是唯一有完善回馈机制的生理系统，可以同时在生理的任何层次体现或展现其特性。训练有素的医生可以通过患者的形态、他们的社会行为，甚至他们的个人习惯看出一个人的激素调节的性质的一些迹象。而这些激素的影响，不仅在临床中被观察到，甚至会影响到生理的最深层次（激素能进入细胞核）。

内分泌系统是唯一可回应身体变化每一个需求的系统，无论这个需求是来源于内部（即内分泌调控需求）并作为整体参与代谢，还是对外部感官刺激进行回应。每当受到损害时，内分泌系统独自能够保持自我平衡的稳定，以恢复机体的完整性。

激素失衡的情况贯穿在整个生命过程中，而不仅仅在出现疾病或功能失调的外在表现时才被称为激素失衡。从头到脚的详细身体检查可评估神经内分泌关系的表型（phenotypic）表达。由于内分泌系统是通过激素网络系统管理身体的，也体现出人类基因功能性表达结构的完整性，故医生可以通过寻找内分泌活动的表型表达（比如临床各种激素的抽血检查），将患者的内部状态和激素变化情况联系起来。以上的许多发现均可以通过经典内分泌系统的评估来解释。现在有更全面的方法可以做到这一点。源内分泌学可以从生理学和发育生物学的角度深入理解人体整体而获得临床适用优势，从而使详细了解患者病史和仔细体检更加重要。同时，源内分泌学理论拓展了常规医学所能理解的最前沿认知。

另外，除了维持和提供营养的基础性作用，内分泌系统也参与人体不同发展阶段的生理调节，包括童年、少年、青年、中年等，在各阶段进行适应年龄阶段的结构性调整。这种保持整个生物体内部均衡的恒定控制，代表着体内永久代偿机制的存在。无论它们是起着协同或拮抗作用，内分泌系统内的永久自动调适现象表明源内分泌学环境的存在。它们反映出机体正在为生存和生存质量所做的持续内部应对和调节。

内分泌经典调控的四个主轴

内分泌系统的调节轴概念是经典内分泌学的概念，下丘脑—垂体—肾上腺轴（HPA corticotropic），下丘脑—垂体—性腺轴（HPG 或 gonadotropic），下丘脑—垂体—甲状腺轴（HPT 或 thyrotropic），下丘脑—垂体—胰腺轴（HPP 或 somatotropic）。对于每一个"轴"，现代医学科学都进行了多年的研究，因此对"垂直调节"（本轴调节）的方面理解甚深。

遇到外界刺激后，自主神经系统应对外界刺激，紧接着身体的生理周期的四个内分泌轴以以下顺序被激活：

- 分解代谢（破坏作用，促肾上腺皮质轴，分解并需要糖）
- 合成代谢（建设作用，促性腺轴，合成糖，需要能量）
- 分解代谢（破坏作用，促甲状腺轴，分解物质形成能量）
- 合成代谢（建设作用，促生长轴，合成物质）

解释一下上面的顺序：被激活的第一轴是促肾上腺皮质轴（分解代谢），排放肾上腺素，释放皮质醇能量（分解糖），面对外来危险或病毒、细菌入侵时被调动起来。在物质的第一次释放和破坏之后，可提供新材料的这一轴的动能被激活——促性腺激素轴（合成代谢）。第二轴的激活立刻需要能量来维持它的响应，即促甲状腺轴（分解代谢，形成能量），它允许来自脂类，尤其是胆固醇方面的能量互补。最后再次重建的轴被激活，以保证被破坏元件的修复，而重建的轴就是促生长轴（合成代谢、胰岛素、生长因子）。至此，循环系列结束。

当人的身体或情绪遭受侵害时，就必须调动能量和资源来应对。这四大内分泌轴的系统是系统感知威胁的觉知作用：自主神经系统首先反应，继而引发系列对侵害做出激素反应。为此，人需要立即投入精力，动员机体可以调动的物质材料来激活该系统。

然而，现实情况是极其复杂的，因为它涉及到同步序列反应，不仅在众所周知、已建立的垂直方向进行调节，而且在身体内部的横向和对角线周期上（如图1）也会发生。这牵扯到转运体激素（transporter Hormones）、缓冲液体系和位于每一个细胞表面的受体的活性。医生必须掌握这些机制的精确知识，以便能够通过整体观念深入了解每个人的动态功能运作。

这些循环反应发生非常迅速（激素系统的反应非常快，并且每毫秒就会有数百万个细胞出生和死亡），身体的能量、物质自组织的循环迅速在我们身体中不断展现，以保证其结构和应对外部刺激能力的维持。在这个过程中，如果任何步骤的激素"逆反"（不升反降，或者不降反升），或者某个步骤的激素产生过量或不足，或在内分泌网络中该激素的反应过程被跳过，那么平衡失调的强度、机体反应时间延长或身体不良反应在细胞水平上都可以不同程度地被探知。

源内分泌学认为，疾病的根本原因在于内分泌系统的功能紊乱。而常规现代医学认为，疾病自发而生，没有预先存在的现有固定模式。事实上，疾病只是反映先前埋伏在体内的异常存在，即潜伏在机体深处的功能障碍结果。

机体面临的压力体现在不同方面，是包含身心、全方位、立体的压力：病毒、微生物、酶过量或缺乏、基因缺席或存在、不良的生活习惯、季节的变化或情绪创伤等等。

内分泌系统 THE ENDOCRINE SYSTEM

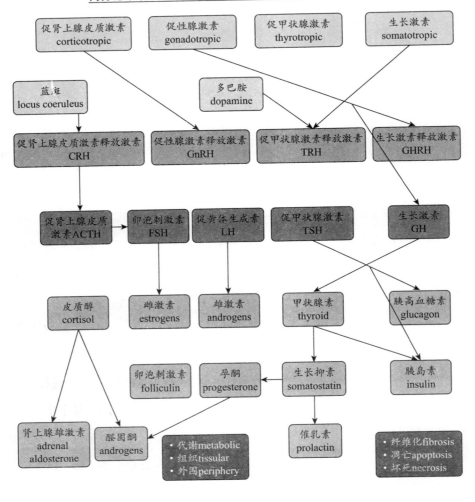

图 1　内分泌系统网络示意图

这些内分泌轴竖轴（垂直水平）调控模式，在常规医学界中早已众所周知。而源内分泌学创造性地将每个轴内激素的横向关系也考虑在内，即考虑并在诊断中采用这些轴中各级激素和自主神经系统（ANS）的关系，以及它们之间已知的"横向"和"纵向"关系。这让临床医生理解刺激因素与生理相互作用机制、推导可能的治疗方案的认识达到新的水平。换句话说，这四个调控轴的相互联系是多维度的，但它们之间的相互密切联系以往被忽略了，妨碍了临床医生处方的准确性。

源内分泌学充分揭示出这些轴之间"横向"和"纵向"的关系以及生理、病理机制下各因素之间的相互作用，并将其纳入指导治疗计划制订的依据。例如促甲状腺激素释放激素（thyrotropin releasing hormone，简称 TRH）可以激发促甲状腺激素（thyroid stimulating hormone，简称 TSH），而后者在促甲状腺轴内诱导 T_4 甲状腺素合成分泌。在促甲状腺轴内的这些活动属于它的"纵"的方面的调节。然而，所有的激素在其他轴内具有多组活动（即"横向"和"纵向"的相互作用），涵盖了从大脑内的中枢神经到整个身体周边的生理活动范围。在某些情况下，仅仅关注 TSH 在促甲状腺轴的功能，会忽略 TRH 和 TSH 在胰腺内、外分泌功能的影响，对胰岛素的产生和胰岛素抗性，以及 TRH 在神经递质和催乳素的影响。例如，高 TSH 通常会影响医生开甲状腺激素的处方，但没有对该病人的整个神经内分泌调节的整个矩阵进行适当审查，显然是片面的。

诊断与问诊

源内分泌学诊断方法中集成了患者的病史、体检、实验室和影像学资料。其诊断是一个整合过程，即考虑到个体的不同层次：身体、情感、精神以及与机体的内分泌管理系统相关的一切方面。该诊断方法和传统方法不同的是，它包括了详细的病史和体格检查和一项新技术——血液测试值的综合分析，称为"功能研究生物学"（biology of functions）。之所以翻译如此，是为了和"功能生物学"（研究后基因组）区分开来。源内分泌学要求医者对病患的病史进行严格的记录和分析，从婴儿到整个成长过程的不同阶段以及疾病的发病过程，等等。体检时，医生须注意患者的各种反射功能，并对整个身体进行触诊诊断，以求在神经内分泌框架内判断出最重要的诊断特征。

功能研究生物学：血液指标分析

源内分泌学功能医学小组由法国巴黎的克莉丝汀·杜拉福特博士带头，这种验血后的分析技术可以通过少数几种激素的变化显示系统行为的特征，并找出疾病演变过程中的主要目标。根据她的观察，仅凭传统的血液测试方法并不能真实反映病人疾病的真实情况，也不能符合所有的临床表现。杜拉福特博士还致力于详细量化病人的病史、体检资料，以评估整体均衡状态和探索疾病的实质。血液测试产生一组超过150项的数据，反映代谢关系"矩阵"（数据集合提示的潜在关系）的各个方面。这些指标能够在更全面和更高的层次提示影响疾病情况的动态推动因素，并能够精确地指出当前最需要治疗和干预的地方。

大部分的血液测试数值是单一变量的生物标记物，本质是"二元"的，高、低或正常、不正常。在临床上，这些单一变量常常被用来评估复杂的、多系统的紊乱，比如血尿酸异常情况。但对临床医生或病人来说，依靠单一的生物标志物筛查、诊断或做出疾病治疗方案，它的利用价值就非常有限。

功能研究生物学中包含了各种血液检查指标数值之间的关系网。这个关系网反映了任何检测值简单的二元关系之外的整体的关系实质，而不仅仅是提示"高"或"低"于正常范围。虽然使用血清值作为评估基础，而因为身体作为一个复杂的体系，故评价方法需要能够反映这一复杂性。

例如适应指数（adaptation index）能够评估促肾上腺皮质激素（ACTH）相对于卵泡生成激素（FSH）的活性，进而能够确定"分解代谢激素"（如皮质醇）与"合成代谢激素"（如雌激素）的应激反应的效率。适应指数可通过检查不同激素活动水平（该例中为皮质醇激素和雌激素）来评估整体代谢活动的阶段和水平。

整体代谢活动的阶段和水平也可通过计算"嗜酸性粒细胞"对"单核细胞"的比例来提示。嗜酸性粒细胞与促肾上腺皮质激素在适应性的应压反映中的活性效率呈负相关。皮质醇刺激嗜酸性粒细胞的凋亡（apoptosis）："皮质醇阻力"产生于外界环境、慢性压力等等对肾上腺的慢性刺激，或急重症疾病发病过程中。皮质醇阻力有两个作用：一是促肾上腺皮质激素升高，以刺激更多皮质醇产生；二是对嗜酸性粒细胞的持续抑制的丧失，导致嗜酸粒细胞增多。与此同时，单核细胞同卵泡生成激素适应压力时的活性效率呈负相关。其作用机理是：卵泡生成激素水平同雌激素水平成一定比例。雌激素抑制单核细胞产生。应激过程中单核细胞增多表明 FSH 活性无效（即使血清水平升高），并与死亡率增加呈相关性，这在低适应指数中得到反映。

其他指标包括生殖器激素关系指数，生殖器—甲状腺关系指数，甲状腺指数，雌激素指数，生长激素指数，周转率指数，纤维化指标指数，甲状腺影响指数，滤泡影响指数，下丘脑影响指数，胰腺指数，TRH 整体适应指数，白细胞活动指数，血小板移动性指数，甲状腺激活指数，结构和功能关系指数，以及各种雌激素组分指数和能够反映不同的心理过程的指数。许多其他的神经激素的关系也可以转化为相关指数，包括细胞凋亡、膜的完整性（membrane integrity）、细胞渗透性（cellular permeability）、致癌风险（carcinogenic risk）、淀粉样变性（amyloid degeneration）、血栓形成（thrombonesis）、脱髓鞘（demyelinization）等等。

在功能研究生物学中，描述了许多指数的"衬底通量"（substrate flux），即类似于生理状态下和极端状态下的数值范围。有了标尺，便能通过实际测得的指标数值，客观地评估和表述系统行为，确定通路调控的关键步骤。同时，医生可以检测代谢紊乱表现的阈值效应、时间关联以及其阈值（极端状态下的极值）。

甲状腺功能减退的案例

如前所述，当医生评估患有"高促甲状腺激素（TSH）血值"的病人时，典型的线性思维只会考虑促甲状腺轴的活动：如果 TSH 高，那么甲状腺功能就减退，继而被诊断为甲减。该思路只考虑了促甲状腺轴的"垂直"关系，即使病人并未出现甲减的临床体征，只要 TSH 水平较高，医生就会开甲状腺激素的处方，同时忽略病人的其他体征或症状。然而，TSH 水平高可能是由于葡萄糖代谢的原因，如是则病人需要全然不同的治疗方式。如果按照目前的临床做法，外源性甲状腺激素调节可能会适得其反，甚至是有害的。TSH 和下丘脑分泌的 TRH 在"促生长轴"内参与血糖调节活动。TSH 阻碍细胞分泌胰岛素，并增加胰岛素抗性，从而增高血糖；胰腺酶减低了来自 TSH 的中央外分泌胰腺的刺激。换句话说，低量的胰腺酶可以刺激 TSH。这是一个"对角线"关系的例子（具体请参考图 1）。中央甲状腺活动，如 TRH 和 TSH 可与调节血糖和甲状腺本身功能是否正常有关。高 TSH 水平也可影响淋巴系统的病理类型。这说明一点，疾病实际涉及的病理、生理机制需要使用一个更复杂、非线性和全局的生理关系模型来描述。

另外，TSH 会刺激甲状腺中 T_4 的分泌，这种传统线性思考模式的假设在德国受到挑战。最新的研究表明，TSH 分泌和刺激甲状腺中 T_4 分泌之间不存在"线性关系"。他们认为，TSH 和 T_4 之间不存在因果关系，因此需要对 TSH 的其他生物关系进行检查。换言之，TSH 只是偶然地刺激 T_4 的分泌。TSH 增高或者降低可以在其他交互中体现其影响范围，比如 TSH 受体在淋巴结中的吸收作用：淋巴结中含有丰富的促甲状腺激素受体（TSH receptor），淋巴系统中促甲状腺激素的存在从来没有相关淋巴液的测量作为临床指标。以上有关促甲状腺激素的这些思辨提示，我们将不能再单纯地依赖血液中测得的任何激素的水平来显示该激素功能活动的过度与缺乏。

在源内分泌学中，体检和根据功能研究生物学血液数据分析系统而进行的血液测试被用于确证激素变化情况的主轴线。促甲状腺激素（TSH）和下丘脑激素（TRH）在促生长轴中的血糖调节中也有作用：TSH 阻碍细胞利用胰岛素，增加胰岛素抵抗，从而增加高血糖症风险；胰酶减少 TSH 中中央胰腺外分泌的刺激——换句话说，胰腺酶不足反过来可以刺激 TSH。如果确证和公认"高水平促甲状腺激素的原因与糖代谢有关"，那就需要一个完全不同的治疗方法，以目前的补充甲状腺激素的处方可能会对病患起到适得其反甚至有害的作用。

在我的临床实践中有一个病患，血液 TSH 水平较高，但外围甲状腺活动似乎是正常的。功能生物学测试显示甲状腺指标正常，甲状腺效率指数正常，但催乳素指数高。其他指数显示胰岛素活性低，胰岛素抗性高和成长激素活性高。在不考虑其他超过 150 多个血液指数的情况下，我们可以概括地总结说，这意味着脑下垂体（TSH）未激发促甲状腺轴的回应，而激发了促生长轴的回应，后者管理包括葡萄糖代谢在内的活动，更具体地说，增加胰岛素抗性，使胰岛素活性变缓。葡萄糖是用于代谢活性的优选燃料，但是，如果葡萄糖调节受到干扰，其结果是糖异生（gluconeogenesis）作用的产生，这是非碳水化合物的分子中葡萄糖的合成。在作为能量产生的优选燃料方面，首先是葡萄糖，然后是脂质，最后是氨基酸和蛋白质。现在看来，对这名病人来说，糖异生作用来源于淀粉样蛋白质。葡萄糖作为燃料进行完全代谢，脂肪作为燃料，留下酮的残余物，可在一定程度上进行再循环。但是，当分解淀粉样蛋白，并用作燃料源，会在组织中变成沉积簇或血小板淤积。

该患者的症状并不一定是典型甲减的反应，但由于 TSH 升高，她的医师自然开了甲状腺激素的处方。用甲状腺激素对她来说可能一直没有效果，并有可能会适得其反。代谢减缓并不总是由于甲状腺功能低下；手脚发凉可能是由于交感神经系统活动过多或交感神经活动不足；全身体寒可以是由于高催乳素导致；胰岛素失调则导致容易发胖。这位病人睡得很好，没有劳累、沮丧或易怒的表现。这都不同于甲状腺功能减退症，而低甲状腺往往会造成烦躁或睡眠不佳。她因为中央血清素高，可以保证有好的睡眠。伤口愈合慢与促生长轴功能障碍有关，因此渴望补充碳水化合物，而这些恰恰都是她报告的症状。

患者 57 岁，子宫纤维瘤案例

这是一个不同于典型模式的子宫纤维瘤病例，如果用阻碍雌激素的常规治疗，症状可能会更加恶化。子宫纤维瘤的典型病理是由雌激素导致，雌激素促进蛋白质合成，多余的蛋白质积聚为实性肿块。在这种情况下，催乳激素和生长激素会引起蛋白表达发生改变。通常，催乳素和生长激素刺激胰岛素分泌。功能生物学血检表明，胰岛素水平低，胰岛素抗性高。这有两个作用：它引导血糖远离重要器官（脑、心脏等），继而会刺激发炎，该病人是肌腱和关节发炎；生长激素会刺激淀粉样蛋白的不必要增长。催乳素本身就是淀粉样蛋白，同时也促进了这种不正常的增长。

升高的胰岛素抗性阻止充足的蛋白质被运送到细胞中。无法取得糖或脂肪作为燃料，细胞会将蛋白质作为能源，在这种情况下，催乳激素和生长激素的刺激提供了完成的条件。因此，蛋白质累积生长成纤维瘤。以该病人为例，鉴于功能生物学中反映的情况，有必要促进而非抑制雌激素的活性，类似的病例，还有待于深入探讨。功能生物学还表示，纤维瘤极有可能是淀粉样蛋白，并且无显著恶化迹象。

个体化诊断病例：骨质疏松症

通过评估骨质疏松患者，我们可以了解源内分泌学是如何基于对生理活动的综合理解来做个性化的病人诊断的。我们可以列举大量的临床病理学中几乎任何类型的相关病例，但仅对于骨质疏松症，在骨重建中发挥基础作用的两种力量是骨细胞生成（osteoblasty）和骨细胞的破坏（osteoclasty）。这些都是骨细胞更替的正常过程。如果临床医生要成功治愈患者，则必须要对患者个人的生理情况有详细的了解，而非仅仅根据骨组织出现侵蚀而做出随意诊断。

还有一种类型，即骨质疏松可以被描述为相对甲减，骨细胞破坏超过了骨细胞的生成，而这是由于甲状腺素（T_4）到三碘甲状腺原氨酸（T_3）的转化不足。人们已知，T_4 刺激骨细胞导致其被破坏，但 T_3 刺激骨细胞生成。第二种类型的骨质疏松可以看作由于骨细胞生产和破坏均不足而导致的情况。即降钙素活性降低。在第三种类型中，骨细胞生长和破坏都增加，但由于 TSH 和降钙素的抑制，钙吸收受阻。因此，对于每一个病人，治疗方案将是不同的。在第一种情况下，T_4 活性过高和 T_3 的活性太低；而在第二种情况下，即 T_4 与 T_3 的活性都不足；第三类型，T_4 与 T_3 活性升高，骨对钙的吸收降低，因为 T_4 不抑制促甲状腺激素的生产，促甲状腺激素抑制了降钙素。这三种情况需要不同的治疗策略，甚至是全然相反的策略。如果用错治疗方案，可能会导致相反的反应或者致病情恶化。针对第一种或第三种情况，给病人开甲状腺激素都可能会造成严重的反作用或其他不良作用，但在第二种情况下，处方甲状腺激素可以发挥有益的作用。

在源内分泌学中，促甲状腺轴的功能可以通过症状、身体体征检查和功能生物学的血液测试分析进行评估。功能生物学的甲状腺功能可以根据 TSH 水平，以及肌酸激酶、乳酸脱氢酶和淋巴细胞水平的计算结果进行评估。这可以为甲状腺活动提供一个全面的视角，并为大多数骨质疏松症患者提供个体化治疗方案，也有助于评估甲状腺激素是否真的有效。

肥胖症和重大疾病筛查

源内分泌学评估可以有效地控制体重。肥胖类型可基本分为以下两种：肥大性（hypertrophic）肥胖和增生性（hyperplastic）肥胖。肥大性肥胖是由于脂肪细胞尺寸增大导致的；增生性肥胖的原因是由于脂肪细胞数量增加导致的。这两种肥胖类型具有不同的生理因素，必须以不同的方式治疗，以便创建适用于控制体重的条件。功能生物学验血解释还可以识别心血管疾病、癌症的风险，可用于多种重大疾病的筛查和年度健康检查。

源内分泌学的治疗

源内分泌学将植物疗法、微量元素疗法（电解过的胶态金属——铜、金、银、锌、锂等）、饮食，以及生活方式的改变等均作为优先考虑的治疗方式。合成药物则用于急性或创伤管理，或者是身体不能实现功能调节平衡时的应急处理。大多数源内分泌学的治疗均使用植物提取物——粉状提取物、酊剂、精油和植物微球。植物微球是营养治疗学中的一大突破，其干燥形式便捷，保留了液体流浸中天然物质的全部特性（酊剂、流浸膏），并能简单地转变为干燥、稳定的纯自然形态——100% 纯天然（只有单一赋形剂，即纤维素）

和完全无糖、无酒精、无色素、无添加剂和防腐剂。高效的产量、优化的生物利用度使其能够从草药或补充药品中大幅度提高治愈的效果。

植物物质的治疗特点是与器官、器官系统，特别是对它们的神经内分泌功能的影响相对应。以下是该系统草药分类的一些例证，本文只列出了草药药效的部分：

1. 斗篷草，蔷薇科斗篷草属：

◆ 内分泌：有助于类孕激素的黄体生成活性；

◆ 血管：盆腔充血剂，刺激静脉活动；

◆ 胃肠道：作为收敛剂（作用于黏膜、消化道），促进胆汁流动，止泻；

◆ 代谢：可以抗低血糖，降低胰岛素的作用。

2. 草莓，草本植物：

◆ 内分泌：

促肾上腺皮质轴：通过抑制肾上腺皮质激素和肾上腺的雄激素，刺激糖皮质激素产生；

促性腺激素轴：抑制雄激素向雌激素的转化；

促甲状腺轴：抑制促甲状腺激素；

促生长轴：抑制催乳激素、生长激素、生长因子。

◆ 胃肠道：作为消化收敛剂，可以使胃肠止痛，是利胆药、止泻药（草莓的根止泻作用大于草莓叶），可以通过抗血小板聚集活性抗出血；

◆ 心血管：可作为强心剂，是血管舒张药。

3. 益母草，芜蔚属：

◆ 内分泌：

促甲状腺轴：TRH 拮抗剂；

促肾上腺皮质轴：抑制皮质醇；

促性腺激素轴：轻微雌激素，调经药，可改善子宫收缩；

◆ 神经系统：中枢神经系统镇静剂（降 α 交感神经，TRH），α 交感神经阻断剂，β 受体阻滞剂（通过调节肾上腺皮质活动），待证实的轻度副交感神经激动作用；

◆ 心血管：心脏镇静剂，抗心律失常、低血压、心搏徐缓，降血压，强心药。

4. 紫草，当归属：

促性腺激素轴：抗促性腺激素（FSH 及 LH 受体拮抗剂），从而重新产生促肾上腺皮质激素；

促甲状腺轴：促甲状腺激素拮抗剂，T_4 样活性，去碘抑制剂，有利于 T_4 到 T_3 的转化。

5. 干姜，当归属：

◆ 内分泌：

促肾上腺皮质轴：肾上腺皮质兴奋剂（糖皮质激素）；

促性腺激素轴：睾丸雄激素兴奋剂；

促甲状腺轴：刺激 T_4（强）；

◆ 消化系统：消炎、解热、开胃、助消化、抗溃疡、消化系统结癥剂，长期使用能增加消化酶产生，提高胰岛素活性。

在源内分泌学中，充血（congestion）的概念很重要。壅塞是代谢过程淤塞和主要体液循环不畅的结果，这需要液体疏导，用药通常是选择植物提取物。比如说，最简单的例子就是使用轻泻药剂，对便秘患者有通便作用，或为支气管炎患者祛痰可使用。肝脏和胆管、关节、胰腺、皮肤和其他器官系统有充血时均需要这样的疏导、引流。

另外，"上游"和"下游"的概念很重要，它们超越了对症状的局部治疗观念。例如，如果一个人有慢性支气管炎，对症治疗呼吸道固然很重要，但是，呼吸道的症状可能只是疾病源头的"下游"表现，而不是疾病起源。慢性支气管炎的"上游"可能是肝胆汁流通不畅或电解质失衡所造成的问题。使用源内分泌系统图表编成生理、病理状态"流程图"，通过使用体检和功能生物学绘制原因和影响，可以标识出紊乱的深层次原因之所在，故在治疗上能够有长期而显著的疗效。

同时，源内分泌学的治疗也注重安全性和药效力等多种因素，对任何自然治疗方法不持偏见，例如植物疗法、和疗医药、生化药物等都会使用。在治疗时，往往会根据症状的严重程度，以及患者疾病状态下产生的代偿生理状况来确立合理的用法与用量。除药物治疗外，源内分泌学医师们也兼容其他的物理疗法和非药物疗法，如骨骼与肌筋膜矫正疗法、饮食调节、微量营养元素搭配、缓解压力、水疗和针灸等。

再论中医的现代化建设

中医可以通过兼任世界各地的自然医学体系而不断完善自己，例如融合法国源内分泌学的血检分析方法和德国生物医药学或和疗医学的使用等。在许多情况下，欧洲自然医学中的核心理论——内环境理论（terrain）可以同中医分类法相辅相成，例如，毛霉的同源疗法（isopathic）药物可用来治疗中医中的"血瘀"疾病；特异青霉素用药几乎能够与中医诊断的"湿热"相匹配。

中医的辨证论治对西方的植物药疗学有直接的借鉴意义，例如，内服医药级别的精油对神经、内分泌系统和感染的治疗有显著的直接疗效。在欧洲，使用植物疗法的医生很少开常规抗生素。当然，常规医学在治疗病毒感染方面显然是无效的，但精油对病毒、细菌、真菌和原虫感染的治疗非常有效。相反，或许更重要的是，中医草药可根据法国的源内分泌系统的疗法进行分类，可以用功能生物学血检来扩大其应用，更精确而高效地使用药物，特别是对于那些日益增长的慢性和衰退性疾病来说更是如此。

德国生物医学的许多原则也是适用于中医的。汉斯·海因里希·维克维格的六阶段模型在某些方面与《伤寒论》中描述的疾病的六个阶段相似。根据维克维格的六阶段模型，许多和疗医学中的具体疗法也适用于疾病的不同阶段。这些疗法可以增加中医中药处方的使用，可以与其同时使用，但在不同层次上发挥作用。同源疗法药物对治疗各类慢性疾病，尤其是慢性感染都是有用的。西方的风水压力的概念可以同中国的风水原则相关，而近些年出现的众多德国能量电磁设备在能量探索领域对中医的发展也有许多值得借鉴的地方。

几十年来，有观点将"西医"等同于化学药物治疗。如果将西方的自然疗法传统与中医结合，将创造新模式下具有有效性和优越性的真正的科学医学。由于中国慢性疾病的治疗需求在不断增加，有必要控制治疗成本，因此，今天的这种结合尤为重要。毫无疑问，更精确的温和治疗既能节约成本，更能拯救生命。

第四章

和疗医学的历史演变及其与
中医学交流融合的探讨

薛史地夫、孙有智、杨环　著

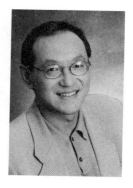

薛史地夫（Steve A. Xue）教授曾获得黑龙江中医药大学中医硕士学位，美国肯特州立大学康复医学博士学位以及古典和疗医学院和疗医学证书。曾任教于阿肯色州立大学、休士顿大学、俄亥俄大学和波特兰州立大学（并授予终身教授荣誉），被授予香港大学博士生学位并担任博士后导师。他的研究领域包括东西方自然医学的比较和融合、和疗医学、全人康疗和社区健康模式的构建。编著有《和疗医学：与中医相辅相成的西方自然医学》（中文），《肯特和疗医学药典与辩症诊断大全》（中文），*Holistic Medicine and Rehabilitation*（全人医学与康疗模式）（英文）等专著，并发表了数十篇有关康疗与新医学模式构建等国际学术论文。现任香港和康会主席，世界和疗医学医师学会（Liga）中国分会主席，平源堂健康中心技术与发展主任。

薛教授放弃国外优越的生活和良好的研究环境，落户黄山太平湖，成为推广和疗医学和整合医学的先驱。他本人如同东西方自然医学的宝库，旨在跟现代人分享世界自然医学的精华，让大家多一些选择和自主，回归自然健康的生活。

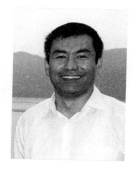

孙有智教授毕业于陕西中医学院和江西中医学院，香港大学中医学院博士研究生，长期从事古典中医、中华传统预防医学的研究，尤其是张仲景医学理论和治疗方法的研究。现任江西中医学院基础医学院副院长。目前的主要研究课题是根据个人体质特征设计实现个体化的药膳康疗。已出版了五部有关自然养生与疾病防治的专著，发表了三十多篇相关学术论文，是我国从事中医体质膳食疗养以防止疾病发生、发展的先行者之一。

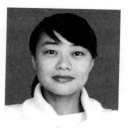

杨环女士是南京中医药大学中医学博士，执业中医师。主要从事中医古典文献和古代中药配伍禁忌研究，参与校勘和编撰了五部中医书籍。在临证方面，精研《伤寒论》等中医经典著作和方药理论体系，重视脉诊，善用经方，对古典针灸理论的研究也有涉猎。

德国医生哈尼曼在 18 世纪后期创建的和疗医学堪称西方现代自然医学的代表，它与许多文化中的整体医学思潮交相辉映。他把源于古希腊的整体医学观和传统医学实证理论升华为一套崭新的治疗法则，他所发明的医者亲自进行"药物验证"（medicine proving）的方法既体现了"神农尝百草"般的实践精神与高尚医德，同时又完善了一套缜密的个体化治疗法则。

和疗医学的核心原理为"同症相疗"。根据这一原理，医生在诊断疾病时，要综合考虑病人的整体症状，仔细分析病人的心理和性格特征，把精神情志等因素放在首位。所用药物则全从植物、矿物和少数生物制品中提取，大剂量使用时能在健康人体（药物验证者）诱发某种症状的药物，经一系列稀释后，用以治疗出现同样症状的病人，且药物活性随稀释的程度而增强。由于高度稀释，所有药品均无毒副作用，极其安全，因而被认为是当今世界上最温和的医药体系。该体系理论完整，诊疗技术多样化，包括古典和疗医学、schuessler 机体组织生物盐疗法、同源疗法（isopathy）、病原疗法（nosodes）、同位素疗法（sarcodes）与药原疗法（tautopathy）、weihe 触诊和疗法、bach 花精和疗法、复合剂疗法（complex remedy）等。在当今世界（除中国和部分东南亚国家，北部非洲地区之外）已普遍使用。

和疗医学的科学性

在过去两百多年的发展中，和疗医学在大量流行性传染病、身心疾病和情志疾病的治疗上显示了不可忽略的诊疗效果。据医学史资料记载，在猩红热、霍乱、白喉、麻疹和黄热病等传染性疾病传播期间，和疗医院中病人的死亡率均远低于该地区的西医医院。有资料显示，在 1849 年爆发于美国辛辛那提市的霍乱中，接受和疗医药治疗的病人的存活率远远高于接受常规西医治疗的病人。近几十年来，数百篇发表在世界各地高质量医学刊物的论文，已充分证实了和疗医学在治疗多种急慢性疾病中发挥的显著作用。世界卫生组织（WHO）在每年所公布的蓝皮书中，都倡导在世界范围内广泛推广和疗医药学，以弥补西方常规医药学的不足。2012 年，欧盟和疗委员会和世界和疗医学会共同发表了和疗医学现状及其科学的医疗疗效报告，由于篇幅所限，我们在此仅简要罗列出发表在高质量医学刊物中的有关该医疗体系综合临床统计学（meta-analysis）的分析总结，具体如下：

1.Kleijnen，et al. 1991 年发表在英国医学学刊 *British Medical Journal* 上的报告对 105 个和疗医药学临床报告进行了综合统计分析，结果显示，77% 的报告显示和疗医药对呼吸道感染、消化系统疾病、过敏症、多种感染、手术后恢复、风湿病康复、控制疼痛和创伤、缓解精神与心理等各类疾病有显著疗效。

2.Boissel & al. 1996 年发表在欧盟委员会白皮书 Report for the European commission 中对 15 组高质量的和疗临床试验进行了综合评估，并将综合 P- 值确定在 0.0002，其结论为：和疗医药具有明显超出安慰剂的临床疗效。

3.Linde & al. 1997 年发表在英国顶级医学杂志《柳叶刀》（The Lancet）上

的报告，对 89 个和疗临床报告进行了综合统计分析，其结论为：和疗医药学的临床疗效远远超出了对比的安慰剂。

4.Linde & Melchart. 1998 年发表在美国替代与另类医学学刊 Journal of Alternative and Complementary Medicine 上。对 32 例和疗临床医学报告进行了综合统计分析，其结果也证明，个性化的和疗医药优于作为对比的安慰剂。

5.Cucherat & al. 2000 年发表在欧洲临床药理学杂志 European Journal of Clinical Pharmacolog 上。对 16 个和疗临床课题进行比较分析，结论为：有些临床结果完全有效，有些则超过了一般的概率，即充分证明其临床有效性。

6.Shang & al. 2005 年发表在《柳叶刀》（The Lancet）上，对 110 个有关临床报告做了综合统计分析，并对常规西医进行比较分析后指出：和疗医学对急性上呼吸道感染有效，多数临床试验证明比安慰剂有效；有 8 个临床报告由于证据不足，无法下结论；24 个个性化的和疗治疗报告均显示和疗医学具有明显的临床疗效。

经过两百多年的实践证明，和疗医学的科学性毋容置疑，特别是对诸如慢性的、疑难性的、情志性的，以及大范围爆发的流行性疾病和功能障碍性疾病具有与现代药物相类似甚至更好的疗效。和疗医药对三高症（高血压、高血脂、高血糖）、艾滋病、癌症、心脑血管等疾病也有一定的疗效。由古巴政府近几年在全国范围内的实验亦表明，和疗医药在预防和控制大面积传染病等方面具有特殊效果。1991 年，三位荷兰医学教授对 25 年中发表的所有和疗医学的临床报告进行了综合统计分析，将结果发表在著名的英国医学刊物上。该论文报道，和疗医学对上述各类重大疾病都有显著的治疗作用，充分证明了和疗医学是对多种疾病均有显著疗效的独特医学体系。

和疗医学在全世界的应用

和疗医药是当今世界各地被普遍使用的一种自然医学或另类医药学。美国国会在 20 世纪初正式通过了《和疗医学法案》与《和疗医药药典》，药典中记录了数千种和疗医药和制药程序，所有自然医科学院都开设了本科、硕士或博士水平的和疗课程。在欧共体国家中，政府大力提倡并充分利用低成本、高效率的和疗医学。在西欧诸国，约 1/3 的西医医生使用和疗医药。英国有数家由政府资助的和疗医院，并设有许多不同层次的培训组织。超过 70% 的法国民众使用过和疗医药。法国政府报告指出，和疗医药的成本不到西医的一半，而且极少有副作用。和疗医药的研究与使用在德国、奥地利、意大利、希腊和比利时等其他欧洲国家亦蔚然成风，一些东欧国家近年来地相继成立了和疗医药研究院。

在不少发展中国家，和疗医学更是发挥着主流医学的作用。根据报告，印度现有二百多所和疗医学院校，共培养了约十万名和疗医师，政府为支持和疗医药的研究与应用，在全国各地建有五大研究中心，由四十多所医院组成全国性的科研网络，专门收集和疗医药治疗疟疾、脑膜炎、寄生虫病、糖尿病、艾滋病和癌症等疾病的临床资料。在中南美洲，包括墨西哥、巴西、阿根廷等国都建有众多的和疗医学院校和研究单位。在非洲、澳洲、中东的以色列和东亚的日本等地和疗医学亦得到长足的发展。一些国际和疗医学组织，如国际和疗医药联盟则拥有由数万名医生组成的会员，遍布 55 个国家和地区。联合国教科文组织将和疗医学称为目前在全世界使用最广泛的自然医学。

和疗医学的基本原理

和疗医学的哲学思想与中医的"天人合一"理论如出一辙，两者都十分强调保护和调节人体自身的愈合能力。在综合考虑病人的整体症状方面，两者亦极为相似，都注重分析病人所处的自然、社会环境，以及心理状态和情志特征，从而进行个体化的治疗。经过二百多年的发展，和疗医学已具备了一套极其系统和严谨的对心理和生理进行综合分析的诊断方法，药典中列有三千多种经过严格验证的药品。与中药一样，如使用恰当，则毫无毒副作用。另外，用极少量的药材和矿物原材料，可生产出供众多人长期使用的大量药剂，不会对生态造成任何破坏和影响，对保护生态环境意义重大。和疗医学在西方被视为与中医相辅相成的自然医学。

"以同治同"和相似性规律

医学专家们公认的首要原则是，医生必须通过详细询问患者的相关病史、生活环境和精神状况，同时在全面检查的基础上，系统地做出诊断并制订出治疗方案，这一原则可以追溯至著名医生希波克拉底的学说中。早在 2500 年前，他就将自己运用的两种治疗方法进行了区分：一种用于治疗的药物，其作用与疾病相对抗；另一种用于治疗的药物，其作用与疾病相类似。

传统和现代医学，将其方法建立在对抗性原则的"以异治异"（用对立治疗对立）上。这种着眼于从反方向抑制疾病症状的医学，常常会忽略机体的状态不论是在整体上还是在某种范围内都是一个整体。

"以同治同"（以相似治疗相似）是建立在药物的"相似"作用上，利用在健康人体中可以诱发相似临床症状的药物去治疗疾病。这类药物激发了机体自身的防御机制和自愈力，这是和疗医学为人熟知的基本原理，由德国医生塞缪·哈尼曼（Samuel Hahnemann，1755~1843 年）在 18 世纪末期提出。哈尼曼在实验中吞服了金鸡纳树皮，以观察它在健康人体中的作用，这种药物在传统医学中用于治疗疟疾。哈尼曼出乎意料地发现，金鸡纳树皮导致健康机体发热和出汗，而这些症状恰与疟疾自身症状相似。

和疗医学的核心原理——相似性规律，来自于上述实验观察并被哈尼曼在其开创性著作《治愈艺术的法则》中得以阐释，其核心内容如下：为每一种疾病选择的药物，可以通过其自身相似性的优势在病人体内引发某种程度的病理状态，此种病理状态意图使机体恢复健康，从而达到温和、迅速、肯定并永久的治愈。

药物检验和强效化

在治疗实践中，哈尼曼稀释了常用的有效药物，他注意到病人对未稀释的药物常常会有过于强烈的反应。他观察到，药物越是被稀释，其有效率越是不断提升，哈尼曼称这种方法为强效化（potentization）。哈尼曼确信稀释法加强了药物的治疗效果。他认为："这种天然药物属性的明显变化，是对其最小部分的机械力效应造成的，通过粉碎（碾磨）和摇晃（震动）的方法，开发了隐藏在其中的潜在的、先前未被注意到的活性力量，这种力量主要会影响生命的本能，也就是动物的健康状态。"因而，这一工艺在不同程度上分别被冠以动力活性化（dynamization）、动力强效产物和强效化（potentization）等名称，这也是早期和疗医学的重要原理之一。

在德国，和疗疗剂的制造目前依据《和疗医学药典》的规定（HBA）。

原始酊剂被稀释加强，液体制剂的强效化通过在水醇混合物中震荡的方式来完成，而固体制剂的强效化通过与赋形剂乳糖一起研磨的方式完成。

每种稀释强度（1:10=D 稀释强度，1:100=C 稀释强度，1:50 000=Q 或 LM 稀释强度），10 种震荡方法（用适当的物体强力击打）通过手或者机械来实现。

在利用广泛实验检验常用有效药物的过程中，哈尼曼和他学生们的科学态度是显而易见的：每一种新药物都在不同年龄阶段的健康男性和女性当中检验，所有的反应都被密切地跟踪和记录下来。因而，用这种方法检验过的每一种药物，其所引发的不同临床表现，就被用来描绘该药物独特且专有的疗效。在某一类和疗药物的验证中，其所涉及的病、症的发生率的累计，形成了所谓的药物疗效图示，也构成了和疗医学的应用基础。在健康人体中进行疗效实验的严格步骤，是和疗医学的另一个重要原理，这一原理由哈尼曼于 1796 年确立。

赫林定律

1810 年，哈尼曼在德国莱比锡首次出版了《治愈艺术的法则》，由此奠定了和疗医药学的哲学基础和方法论，他曾经六次修改和再版此书，虽然在和疗药物的使用和用药强度上每个版本都不尽相同，但是动态的生命力（vital force）和身心与精神（spirit）的不可分割性则始终是该法则的主题，许多论述与经典中医中"气"的作用十分近似。例如，健康是人体生命能量的平衡而通畅的自然展示；"失和"是机体免疫机制的动态反应；病理状态是由于外伤、惊恐、不良的思维与生活习性（如失衡的营养、不良的嗜好等）所造成的体内生命能量的堵塞、泄露或扭曲等。和疗医学对疾病的演变规律有明确的阐述，这也是第四个原则，被称为"赫林定律"（Hering's Law of Cure）——所有疾病的痊愈过程必定是从上至下，从内到外，从较为重要的脏腑器官到较为次要的脏腑器官。"从上至下"有两层含义：一是当病情开始好转时，病人首先感觉到精神状态的改善，随之会出现生理状态的改善；二是当某种疾病（如关节疼痛）影响到身体诸多部位时，身体上部的症状会先于下部出现缓解。这一规律强调了人的精神状态在疾病恢复过程中的重要作用，体现了世界自然医学中生理—思维—精神（body-mind-spirit）三位一体的原则。"从内到外"和"从较为重要的内脏转至较为次要的内脏"是指病人如同时患有内脏疾病（如哮喘）和较浅层疾病（如湿疹），真正的痊愈过程为哮喘病的症状会先于湿疹而得到改善。在中医经典著作《伤寒论》的六经体系中，疾病的传变由三阳而入三阴，由表入里；病愈的过程则从三阴而出三阳，由里出表。赫林定律与中医的六经传变理论十分接近，同时对现代医学普遍使用的压制性治疗提出了具有前瞻性的警告。

和疗医学的分支与演变

和疗医学经过了两百多年的发展和完善，衍生出了一系列的分支和种类，我们在此就其历史演变和种类特征予以简要的概括：

苏思乐的细胞盐理论

由于和疗医学一直侧重于应用"取象比类"的方法研究植物药的整体生物特性，即被哈尼曼称之为"印记特征原则"（doctrine of signatures），它与 18 世纪末和 19 世纪初的生药学（pharmacognosy）和农业科学的发展相互渗透与促进。1840 年，乌突斯·李比希（Justus Liebig）发现了碳水化合物、脂肪和蛋白的化学组成，随后揭示了植物生长的"最低原则"（law of minimum），即一种植物的生长，不是由该植物所具备的全部养料所控制，而是受限于该植物所能获得的最稀少的那种养料。换言之，促进植物生长，不能靠提供大量现有的养料，而必须补充最缺少的养分。1873 年，苏思乐通过对大量火化过的病人遗骸进行分析，并结合他们的死亡病因、微量元素构成特征以及这些病人生前的生活习性，找出了被称为 12 种对新陈代谢有关键作用的"组织盐"（tissue salts）：氟化钙、磷化钙、硫化钙、磷化铁、氯化钠、氯化钾、磷化钾、硫化钾、磷化镁、磷化钠、硫化钠与硅。由于受到当时科技水平的限制，苏思乐没有提及我们现在所熟知的一些不可缺少的其他微量元素，如碘和锌等，但该理论的提出，使我们开创性的认识到，人体在维护健康中所需微量元素的营养成分的重要性。迄今为止，细胞盐理论与其临床实践已成为和疗医药学的一支重要力量，德国最大的和疗医药生产厂家 DHU 就以生产苏思乐细胞盐类为其主要产品，兼营其他多种常规和疗药物，在全球享有较高的声誉。

遗传特质药物与加拉瓦尔丹法

詹姆斯·肯特（James Kent）为 19 世纪促进和疗医药学在美洲得到蓬勃发展的代表人物，由于他个人强烈地宗教情怀和当时浓厚的宗教文化氛围，他将患者的个性特征、思维习性、情感偏执等心灵因素提高到了超越机体症状的高度。一个人的遗传体质指的是他所秉承或积习的生理、情志和智力的总汇，而大自然中就存在有相应的药物，在验证过程中可以诱发出这些典型的身心特征，找到这些非常恰当的体质性和疗药剂既可以起到预防的作用，延年益寿，也会在调节整体症状上达到事半功倍的效果。法国医生让·皮埃尔·加拉瓦尔丹（Jean Pierre Gallavardin）（1825~1898 年）甚至将身心治疗（癖好、愚笨、性格偏差等）与特殊的家庭氛围相联系，以该家庭中的母亲为主用药，有时在父亲和其他家庭成员不知情的情况下也同时用药，治愈了大量如酗酒等不良癖好和身心障碍的人，在欧美建立了鲜明的药物图形法（graphic drug picture）。在很多情况下，和疗医生会面临两种以上非常接近的极类似药物选择，对患者体质特征的充分了解将大大有助于和疗医生在筛选药物时所做的甄别。在一个人的一生当中，他有可能只呈现一种体质，也有可能转换为另一种体质，甚至是几种体质的综合，有很多人在青春期会面临体质转换的可能。一个完全健康的人会有鲜明的体质特征，当他生病时，根据病情的发展，他的特有体质特征会更加显著地呈现出来。一般来讲，当某个并没有深层诱因的急症突然迸发时，无须考虑体质特征，只要找到具有极似性的单味和疗药剂，治疗就会奏效。然而，对于复发病、慢性病和其他疑难杂症，在急症用药之后，还须让患者跟踪服用其他的体质性药剂，以达到整体生命力治愈的平衡状态。

同源疗法、病原疗法、同位素疗法与药原疗法

"同源疗法"（isopathy）具有悠久的历史，"iso"在希腊语中指的是"等同"的意思，"pathos"指的是"病痛"，合在一起是指应用导致疾病的原有物质来治疗该疾病。早期形态为人痘接种或天花接种，其做法可追溯至公元前 1000 年的印度、16 世纪的中国和 17 世纪的奥斯曼帝国。约翰·约瑟夫·威豪·力士（Johann Joseph Wilhelm Lux）（1773~1849 年）与赫林（Hering）在 1823 年首次启用同源疗法，将导致疾病的病原体（病体的分泌物、病理组织等）碾磨、稀释制成和疗药物，约翰将其称之为"同病原相疗法"，拉丁语为 aequalia aequalibus curantur。与常规的和疗法所不同的是，后者是用一种在健康人体上可以诱发出系列疾病特征的外来原料，经过系统验证（proving）和详细筛选（repertorization）之后，用于治愈患有该疾病的病人，而前者则直接用于导致疾病的病原，例如用红蚁碾磨成的和疗药物来治疗红蚁咬伤后的肿痛和瘙痒。

"病原疗法（nosodes）"则直接从患者、动物或植物中提取病理组织，例如由肺炎患者的唾液而制成的肺炎药物 bacillinum（药物名）；用癌症患者的癌细胞制成的抗癌药物 carcinosin（药物名）；从淋病分泌物中提取、制成的治愈性病的病原药物 medorrhinum（药物名）等。赫林在长期的临床实践中使

用过霍乱的分泌物，黄热病的黑色呕吐物，毒性猩红热患者的脱皮，疥癣患者的癣皮等，为我们留下了丰富而宝贵的临床资料。

"同位素疗法（sarcodes）"是从动物（通常为牛或猪）的健康组织或器官上提取原料，经过冷干、碾磨和能量化后而制成的和疗药物，原料成分来源通常包括激素、组织盐、器官和其他生理性物质，以期能够治愈性地作用于患者的相应脏器，例如英国的乔治·默里（George Murray）于 1891 年将经药物处理过的动物甲状腺用于治疗黏液腺瘤（一种严重的甲状腺功能低下病变）。起初由于用量过度而导致了众多的医疗事故，后来经过克拉克（Clarke）等人的和疗化处理，研制成了微量的和疗同位素药物 thyroidinum（药物名）被沿用至今。另一个例子是从卵巢的雌酮中提取而制成的卵泡素做成药物folliculinum（药物名），用于治疗各种妇女痛经和经前综合征（pre-menstrual syndrome，简称 PMS）。法国医生马克思·涛（Max Tetau）用软骨制剂治愈关节炎，以及用骨髓制成调节骨头新陈代谢、维护成骨细胞—破骨细胞平衡的和疗药剂，为后代医家提供了珍贵的资料和思路。

"药原疗法（tautopathy）"针对患者因用药而产生的毒副作用，应用原本药物制成和疗药剂，根除这些毒副作用。这虽然不属于传统意义上的和疗医药学，而只能属于类似和疗医药学，但在当今世界西药泛滥、毒副作用普遍的环境下，意义重大。虽然该疗法无法根除患者所有的药物反应，但可以大大缓解众多药物的不良反应。荷兰医生迪里斯（Tillis）用该方法治愈了上百例主要由疫苗注射和食物中毒而导致的自闭症儿童，为各国遏制自闭症的蔓延提供了有益的启发。

魏和触痛点

在历代医家对众多和疗药物的验证过程中，他们发现特定的和疗药物总是和患者身体的特定触痛点相关联，这些触痛点是患者整体精神和体质的基质网络对验证的药物和遭受到的各类有害毒素的侵蚀所作出的调节反应，亦是机体保持整体平衡的自然过程。德国医生奥古斯特·魏和（August Weihe，1840~1896 年）在临床实践中总结了 270 个与特定和疗药物相对应的触痛点。起初这些触痛点遍布周身，似乎只和特定的脏器保持一定的关联。随后法国医生德拉福耶（De la Fuye）利用其扎实的中医针灸知识，发现所有的触痛点都可以按照一定的药理规律归纳到中医的十二经络体系中，由此，他们开创性的将西方的和疗医药学与东方的经络穴位理论完美地结合在一起，梵语将其称为 antahkaranta，即连接两个领域间的桥梁。仅举一例，和疗药典大师贝里基（Boericke）如此描述番茄的和疗化（lycopersicum esculentum）验证："头部胀痛，枯草热，吸入灰尘后加重，尿频，大量水质疟疾，鼻咽，伴随大量清液从鼻后流入喉中；满背部疼痛，腰部胀痛，右侧三角肌和胸肌刺痛，右手臂深处疼痛；沿右侧尺神经麻刺感；声音嘶哑；不断清喉咙；胸闷，晚间干咳等。"有趣的是，挤压肺经上的第四个穴位——侠白穴（亦是番茄过敏的反应点），即可诱发以上的典型症状，而侠白穴所针对的主要临床症状包括咳嗽、哮喘、烦躁、闷满、恶心、右上臂中部疼痛。由此，侠白穴成了诊断番茄过敏的一个重要的触痛点。遗憾的是，在 Weihe 触痛点学说问世一百多年之后，我国对此疗法仍然知之甚少，更没有系统地开展对这两种医疗理论的比较与研究。

生物疗法

spagyrism（现代翻译为"炼丹术"，这里是指和疗医学的制药方法名）和疗药物制作法由 16 世纪的瑞士医生帕拉塞尔苏斯首创。它指的是将药物的治愈能量与活性物质从药用植物中提取，泡制成效力强大的母酊剂，随后将酊剂给予强力震荡，制出一种特殊形态的和疗药物。"spao"在希腊语中指"独立"，"ageiro"指"融合"。制药的第一步是将野生草药发酵，由此分离出芳香溶液；将植物药材装在一个特殊的装置中进行蒸馏、干燥，然后燃烧成灰，灰化后通过蒸馏再与芳香溶液合二为一，其药物保留了草药的精华和其所有的微量元素成分。该方法沿用至今，在欧洲有一批高质量的专业spagyrism和疗药物生产厂商。

异菌类疗法与和疗医学渊源深厚。现代老年学之父梅奇尼科夫（Ilya Llyich Mechnikov，1845~1916年）通过对保加利亚地区的长寿人群饮用酸奶的观察，验证了乳酸杆菌有利于清除肠道内的腐败毒素，有益于延年益寿。他与保罗·埃尔利希（Paul Ehrlich）因揭示生物吞噬作用而共享1908年诺贝尔医学奖。随后，柏林大学动物学博士兼教授古恩特·恩德莱恩（Gunther Enderlein，1872~1968年）根据生物多型现象（多型现象pleomorphism vs 单型现象monomorphism），研创了一系列同源免疫调节疗法（isopathic immune-modulator therapy）的和疗药物，目标是将人体内有害的微生物转变为可以与整体微生物群和平共处的状态，使紊乱的机体恢复其平衡状态（homeostasis），这对我们抑制当今抗生素的滥用和深入探讨各个文化中特有的饮食疗法具有直接的意义。

自20世纪初波兰裔生物化学家卡斯米尔·芬克（Casimir Funk）首创用维生素治疗维生素缺乏症以来，人们认识到，这些微量元素的缺乏恰恰可以构成一幅和疗药物的"印记特征原则"，而对多种维生素的补充（A，C，D，E，K，硫胺或B_1，核黄素或B_2，烟酸，B_6，B_{12}，叶酸，生物素或H，泛酸或B_5等）也需注意"过度验证"现象的出现，例如，正常人日常对维生素B_1的需求量为1毫克，在人体总血液量中只是亿万分之一，堪称典型"和疗"用量。膳食中的维生素B_1缺乏可导致严重的嗜睡症、困乏以及其他会影响心血管、神经、肌肉和消化系统的并发症。而维生素B_1超量使用（如每天大于500毫克）会引起虚弱、潮热、流汗、恶心、不安、机体虚弱、疼痛、心律不齐等，继而还会诱发其他维生素（如 B_2 或 B_6）的缺乏。

和疗药物中也有相冲（inimical）和相解（antidote）的应用，例如木防己（cocculus）和疗药不能在咖啡和疗药（coffea cruda）后使用；樟脑和疗药（camphor）对所有的植物类和疗药物都有解除的功效。这种相冲相解的理论也提示，人们对某种食物的极度偏好常常是一种食物过敏的另类反应，纵容该偏好通常会使免疫力更加难以恢复。反之，如果人们对某种食物的自然反感则是机体回归平衡的自然反应。

Bach's 花精疗法

爱德华·巴赫（Edward Bach，1886~1936 年）的花精药物疗法堪称和疗医学中的一枝奇葩，他对疾病的理解更加倾向精神与能量的关联，认为各种疾病乃源于个体之灵魂目标与他的个性行为和观念的冲突，从而导致众多不良的情志反应，或引起能量运行的淤塞。疾病也可以理解为避免人们在错误的道路上继续坠落的枢机，亦是患者回归其灵魂召唤的教导。其花精的采集方式也很独特：在无云的晴朗早晨，选择好采集的树、灌木或花，用宽树叶作采集媒介（以避免采集者的手直接与花接触），将采集的花蕾或花叶放入盛满清泉水的玻璃容器中，该容器将被直射的阳光照射三个小时，去除花蕾、花瓣之后将容器中的水倒入已经装了一半白兰地的小药瓶中制成药母酊剂。最终给患者使用的药瓶是一个装满白兰地的一盎司小瓶，滴入两滴花精母酊剂而制成。巴赫的独特之处在于，他认为世界的本源为爱，人们的所遇、所见皆为该万物一体的仁爱的幻化，对抗疾病只能用自然界中经过太阳温熏或水煮后充满正能量的花草的精华，而非可导致疾患的含毒的草药或其他物质。虽然该体系的精神、宗教情怀过于浓烈，但由于其看得见的临床疗效，仍然赢得了世界各地众多的追随者，Bach 花精药物在大多数和疗药店中一直占有宝贵的一席。

和疗医学中复合剂疗法的演变与争论

和疗医学复合剂疗法是和疗医学发展的一个重要里程碑。一种理论的革新与发展，往往包含了该领域中诸多有识之士的大胆探索，同时也需要经历反复的思辨与实践验证，复合和疗医学的确立过程也不例外。

早在哈尼曼时期，以科学导向为主的和疗医学论者中，已有相当一部分人在考虑一次使用两种或更多的药物，这些人当中包括哈尼曼的学生卡尔·朱利叶斯·艾吉迪（Karl Julius Aegidi），他开始小心翼翼地将这种观念付诸行动。

艾吉迪致力于把离经叛道的新想法付诸和疗医学的应用中，这种想法源自他的朋友——科隆的内科医生约翰·施托尔（Johann Stoll）的实验观察。施托尔反对哈尼曼的某些原理，特别是严格的单药治疗规定。在 1831~1832 年，施托尔开始给他的病人开具不止一种而是两种适合的药物。按照他的想法，很显然，和疗治疗病史记录不仅支持单药医学，对两种不同药物的运用也同样有利，他找不出理由选择一种而拒绝另外一种。凭借这种"自由的思想"，施托尔摆脱了哈尼曼单药处方的教条，并获得了成功。受施托尔成功的鼓舞，艾吉迪在 1832 年末开始了他的和疗双药医学实验，同样在大量案例中获得了成功。

然而，哈尼曼坚决反对艾吉迪同时运用两种药物进行和疗治疗的尝试，企图劝阻艾吉迪开展下一步的双药治疗研究，但艾吉迪向哈尼曼详细解释了他违背"纯粹信条"的原因。他在大部分单药治疗失败的案例中给予了第二种方案，即一种药对应疾病的某一方面，而用另外的药去对应疾病的其他方面。艾吉迪的成功超出了预期，治愈了大量那些起初用单药疗剂无效的重病患者。

哈尼曼被他学生的成果所折服，甚至也考虑适当地放宽他特殊的单药治疗规定。哈尼曼在给艾吉迪的信中甚至用"完美"一词来形容他的双药医学，但是附加了条件，即每一组两种药物的选择，应该给人以等同于和疗医学系统那样恰当的印象。

哈尼曼已计划将这一深层理论进展作为独立的新章节纳入自己的下一版《治愈艺术的法则》当中，可是事与愿违，虽然新章节已经收入手稿中，但其内容在出版前被泄露出去，很不幸地被一位传统内科医生看到了，这位医生很开心的宣称，和疗医疗论者们的看法明显与他们接近，而且正在回归到允许合用药物的传统医学方向上来。有此顾虑，哈尼曼遂毫无保留地删除了新的双药医学内容，毕竟怕被认为是一个对抗医学论者，来自不同于传统医学（已经使用复合剂）的满足感和他的稀释学说，明显比改良新方法的收获更重要。他的名声和威望仍在，只是违背了自己更好的判断并否定了自己先前的想法。此后，哈尼曼坚定地拉开了自己和复合医学的距离，回归到"他自己的"和疗医学里。

虽然如此，不久之后，艾吉迪出版了他的经验成果，名为《拓宽和疗治疗技术的建议》，而且，他不认为他运用的不是和疗医学，因为复合治疗早已运用在和疗医学中了。他说，至少那些药物里面包含了几种不同的独立元素。

许多医生和研究人员对和疗医学中复合剂疗法的创立做出了杰出的贡献，其中包括阿瑟·露兹（Arthur Lutze），他原本是一位邮局职员，在经历了一番曲折后开始研习和疗医学论。他最初的成功来自于治愈自己的疟疾发热，通过精勤地学习和疗医学，他很快开始为自己的病人治疗。作为非专业医生，这次成功使他邮局职员的本职工作渐渐变成了副业，最终令他放弃了邮局的职位而投身于治愈术中，但权威的医学专家禁止了他的行医活动，露兹不得不用文凭来充实他的医学知识并取得了医学学位，1850年，他在耶拿

（Jena）完成了博士学位。在获得了行医资格后，他在克腾（Köthen）开办了自己的医院——露兹诊所，按照他的想法，他不仅在医院中收治病人，同时也培训年轻的和疗医学医生。

有一段时间，露兹是哈尼曼的忠实追随者，因此他最初也运用单药医学。当他听说了艾吉迪和其双药医学后，便很快对这种方法产生了浓厚的兴趣。在他的诊所里，他可以详细地研究新医学，数年间进行了大量双药治疗和超过两味药物的多药组合实验，这一进展对克腾地区的日常临床治疗非常有利。但露兹却很难应对日益增长的大量患者，由于极度缺少时间，如果为每一例患者都记录其和疗治疗病史几乎是不可能的。让他在节省时间上获益的，是从他开始使用双药，甚至在一张处方中组合了多种药物的复合剂疗法。他的成功疗效渐渐传开，甚至远播邻近地区。

大多数和疗医学的医师都不赞同露兹的和疗治疗方法，特别是他的混合药物和他大规模的日基础门诊量，尤其对他"未经授权"出版第六版《治愈艺术的法则》而感到愤怒。露兹确实拐弯抹角地拿到了第六版的手稿，并且没有与业界同仁商讨就将其付梓，致使著作中出现了混合单药医学这种充满争议的内容。

露兹对他的行为作了如下辩解："现在我告诉你们是怎么回事：在1833年8月10日，创始人哈尼曼声称有了新发现，直到今天他自己对此秘而不宣，对传统和疗医疗者来说，这仍然是小团体公认的。他发现自己的受众并不灵活，没有报以开明的态度，反而寄希望于保守精神不会发觉隐藏于后的新发现，仅仅是目睹了部分对手们新的攻击和敌意，他们把多种混合药物与对抗医疗相提并论。他们的观点左右了温和的老创始人哈尼曼并劝阻了他放弃出版……"因此，我们和全世界被欺骗了21年，被剥夺了和疗医疗中最重要的发现。

综上所述，哈尼曼对给患者实施复合剂治疗的严厉反对，主要是源于他对传统医学论者的排斥，和疗医疗论者显然不愿与这些人扯上半点关系。哈尼曼的追随者们严格而坚定地传承了他们老师的基本理论。然而，一些和疗医学医生却尝试去调和和疗医学和他们当时的传统医学，引发了延续至今的经典和疗医学拥护者们之间的争论，尽管争论是可证、科学和合乎逻辑的。新方法需要不同以往的策略和以多种新理论为基础的新型思维模式，最终以各式各样的组合所构成的复合剂疗法为基础，发展出新的治疗学体系，而一些活跃至今的治愈观念就来自其中，例如和疗医疗论者西奥多·亚历山大·冯·哈根（Theodor Alexander von Hagen）在一篇文章中提出，几种疾病可以同时以联合或平行的方式出现在同一个人身体上。他把几种疾病发生的同步性作为合用几种和疗疗药以及它们同步实施的先决条件。高登扎奥·索莱里（Gaudenzio Soleri）是都灵（Turin）的一位牧师和和疗医疗论者，他在一段时间内专门使用和疗单药医学。他是在工作过程中偶然发现了和疗复合剂疗法的好处。他已开出了几个不同的单药处方给病人，准备吃完一个再吃另外一个，但病人不小心把这些药一次性吃了下去，随后病人的恢复出乎意料的快，索莱里对此结果深感震惊，从那以后他便开始使用复合剂疗法。起初，他为每一位病人都分别配制单独的联合疗剂，后来凭借经验，他创制出了一系列共 26 个固定的复合疗剂组合。

内科医生朱塞佩·贝洛蒂（Giuseppe Belotti）是牧师索莱里的侄子，他对自己叔叔的治疗方式进行了科学的改良：他很熟悉艾吉迪的双药实验成果并把它与自己叔叔的发现相结合。在大规模的实验中，他尝试进行了和疗疗药的新组合，并且从靶器官和靶组织的生理和组织学方面来考虑它们的效应。混合药物的组成，最关键的是依据药典（生产药物的官方指引）和广博的化学知识。通过不断实验，他最终确定了混合前成分的剂量和效力，这一工作迅速提供了一套科学的和疗混合疗剂，用于治疗他在临床中认可的常见疾病。他进而将这一方法（多种药物组合治疗复杂疾病）命名为"复合和疗医学"。贝洛蒂的复合医学体系得以迅速扩展并获得了国际上的普遍认可。

瑞士和疗医学论者 G.A. 克莱尔（G.A. Clerc）是贝洛蒂复合剂疗法体系的支持者，他在自己的著作中写道："我相信，和疗医学是一种安全、有效且及其简便，可以说是最实在的方法。诚如贝洛蒂医生所述，即使这一方法仍有未尽完美之处，但它满足了所有医疗实践的需求，其独特的优势令人们都可理解、接受。"

军医安东尼奥·费尼拉（Antonio Finella）吸收了贝洛蒂体系中最有价值的部分，并在这一基础上发展出他自己的和疗复合剂疗法。他也意识到"和疗复合剂或许可以增强治疗效果"，同时提出了自己的观点，他认为"和疗医疗仍然处于幼年期"，它的运用太难了。囿于单药医学的局限，使用这一方法不能治愈复杂的疾病，然而几乎所有的疾病都有一种复杂的天性。和疗医学必须被完善，单药医学的谬误阻挠了所有的发展。"在他的职业生涯过程中，费尼拉发展出 29 种和疗联合疗剂，在他看来，这些疗剂不仅在特定的机体组织中显效，而且可以同时作用于所有相关的组织和器官中。"

日内瓦药剂师艾伯特·索特（Albert Sauter）也分享了对复杂疾病的看法。他认为治疗包含众多特殊临床表现的疾病，使用联合疗剂比使用单药疗剂好。他饶有兴趣地将这些方法用于非和疗医疗中，并创制了 36 种和疗混合疗剂。凭借临床诊断技术，这些混合疗剂使治疗变得迅速而简易，由此提供了简化过程的自我治疗。在治愈中起决定效果的，不论是组合中的一种特殊药物，还是一个完整组合，都被视为无关紧要。这些混合药物使临床思维模式者和传统医生等同地对待和疗疗剂变为可能。另一方面，联合疗剂的使用给了经典和疗医学论者更多的时间来应对耗时的和疗病史流程和医学的选择。

是不是确有必要在处方中合用两种还是多种药物使他们共同奏效，这一重要问题已经在 1972 年被亚瑟·斯珀林（Arthur Sperling）以"肯定"的方式明确解答了。他的理由是，和疗医学使用的单药本身通常都是由几种独立的物质构成的，比如颠茄就含有 11 种不同的成分。该推论仅此一点就合理化了复合疗剂的运用基础。在此基础上，多年的实验证实了两种或多种药物合用，比实施孤立的单药更能有效地提高疗效。卡尔·维埃丝（Karl Erhard Weiß）讨厌在争论中采取支持一方而牺牲另一方的做法，而是从两种和疗医药学说并立的角度进行申辩。在回应和疗联合治疗不是和疗医学的观点中，他反驳道："可是这些药物都是依据和疗疗药强化法生产的，而且治疗说明也是依据和疗疗药验证的结果制定的。"

根据瑞士诺伯特·格姆驰（Norbert Gemsch）的看法，使用单药会导致片面而不充分的后果。他还说，既然找不到把各种单药一连串交替使用的理由，也就可以提倡它们联合使用。格姆驰在针对具体器官和体征的规定组合疗剂中，联合使用了低增效的单药来优化效果。在他的实验中，实施复合和疗疗剂而产生较好临床预后的概率高于经典和疗医学，复合疗剂成功率达75%，单药疗剂仅有45%。因此"复合变量"就成了他的"锋利武器"。格姆驰也极力主张"实验室级别"产品，以及在优等治疗选择可提供明确指标的情况下普遍使用联合疗剂。

和疗医学复合剂疗法能成为一套完整的康疗体系应归功于埃德曼·利奥波德·斯特凡努斯·伊曼纽尔·菲尔克（Erdmann Leopold Stephanus Emanuel Felke），他父亲就会用和疗医学和草药来治疗所有孩子们的疾病。受其父亲的影响，菲尔克对自然和治愈术产生了越来越浓厚的兴趣，他后来除了研究神学外还经常参加医学演讲，即使在闲暇时，他也致力于研究医学文献，特别是和疗医学和哈尼曼的学说。

1890 年前后，柯能堡爆发了一种儿童感染率极高的致命传染性疾病——白喉，菲尔克作为一名牧师在当地坚守岗位。菲尔克使用了 30C 稀释强度的汞—氰酸盐，所有经此方法治疗的儿童都因此在传染病中获救，而接受传统医学原则治疗的儿童常常无法获救。这次治愈成果，令越来越多的社区成员成群结队地涌到医者菲尔克这里。

菲尔克对自然医学的不断学习令他接触到许多思想，其中有阿道夫·贾斯特（Adolf Just），文森茨·普里斯尼茨（Vincenz Prießnitz），路易斯·库尼（Louis Kuhne），阿诺德·芮克丽（Arnold Rikli）和赛巴斯蒂安·克奈普（Sebastian Kneipp）。他不断寻求新的方法，试图把他们各自不同的自然医学观点相互关联。通过不懈的努力，菲尔克最终形成了他的整体治愈方法体系，即以和疗医学为基础，包括运用黏土、光、空气和水，以及个性化饮食与锻炼的深层相关治疗，并以草药为补充手段。这一观念首次融合了和疗医学和常规的自然医学。在落实这些医学实践的过程中，菲尔克建成了自己的矿泉疗养中心，即所谓的"活力之泉"（jungborn）设施。自此，这一整体医疗方法的影响遍及大众和医学专家，他们后来组成了"菲尔克医学协会"，致力于保护和支持菲尔克的治疗学观念。

自从菲尔克将他的后续工作从柯能堡附近的瑞比邻转移到伯德·索伯恩海姆后，他始终忙碌着，每天治疗的病人多达400人。为了处理如此大量的患者，他的药物治疗越来越多地转向了和疗混合疗剂。为了提高治疗效果，他组合了多种多样的和疗医学单药，配制出了对应于不同疾病类型的高效和疗联合疗剂。菲尔克的有效单药混合不仅着眼于提升它们对不同疾病的治愈力，他对有效药物组合的更大追求是不但能作用于单一症状，而且能作用于完整的复杂症状群，进而影响整个机体。

菲尔克的复杂组合可以用治疗腹泻的例子来阐明：一个组合中包含几种单药，它们的临床图示包含腹泻，那么很可能，至少有一种单药与病人的症状相应。但是菲尔克想创制一种组合，其中一种药针对肠黏膜，一种针对淋巴液，一种针对大肠蠕动，一种针对免疫防御，还有一种有抗病毒效果。按照菲尔克的想法，这种联合疗剂比指标单一的混合疗剂所具有的综合疗效更高。

根据涉及到的主要器官，他区分了心、肝、肾、肺相互之间的复杂关系。菲尔克主张对急性病使用低强化联合疗剂，对慢性病使用高强化的单药治疗。

他规定联合疗剂要每两到三个小时交替使用。

临近瑞比邻矿泉疗养中心的柯能堡的理查德·马赫（Richard Mauch）公司，出产超过 150 种菲尔克联合疗剂。菲尔克经常来往于索伯恩海姆的矿泉疗养中心和瑞比邻之间，不仅井然有序地在每一站实施治疗，而且与他的朋友理查德·马赫博士（Dr. Richard Mauch）验证着他最新的独创配方。后来，菲尔克联合疗剂的生产和分发由其他公司，如威尔马·施瓦布（Willmar Schwabe）和图瓦（Truw）负责。

一位马赫的雇员，药剂师埃米尔·赫伯特（Emil Hevert）于 1956 年移居到了索伯恩海姆，菲尔克在那儿度过了自己最后的岁月，几年后菲尔克去世。赫伯特和他的妻子多罗西娅（Dorothea）创办了自己的制药公司。与此同时，索伯恩海姆也成了菲尔克追随者们向往的地方，大量后续的菲尔克矿泉疗养中心被建立起来，由菲尔克的学生们管理。当然，索伯恩海姆也已变成了菲尔克协会的总部，并成功接管了许多菲尔克医学协会。因此，索伯恩海姆顺理成章地成了生产菲尔克独创的联合疗剂的基地，以及他的学生们后续完善的其他联合疗剂，所有这一切都与其追随者们的关系十分密切。

在这种传统之上，这座城市也被称作"菲尔克市"，1995 年它接受了"矿泉疗养小镇"的称号，从那以后，伯德·索伯恩海姆和他的矿泉疗养中心，作为菲尔克治疗中心的地位一直延续至今，它也是赫伯特非处方药的总部，现在由其家族第三代接管，继续支撑着和疗医学复合剂疗法的传统。

中药和疗化的可行性探讨

中医药作为一种具有几千年历史传承的经典医学流派，具有高度完备的理论体系和确切的临床疗效。但随着中医药的快速发展，中药也日益显示出其自身的一些缺陷，如过度开发导致许多野生中药资源的严重短缺；栽培中药的化肥和农药污染；汤药煎煮费时且味苦难闻，服用不便等。另据相关媒体报道，近年来中药材价格的普遍疯涨，已使中药变成了只供经济条件较好人士享用的"贵族药"。而更为严重的是越来越引起人们重视的中药毒副反应问题，近年来，中药不良反应的报道逐年增多，几乎常用的四百多种中药均有不良反应的报道。在现代人们保健意识逐渐增强和生活节奏日益加快的大背景下，中药的这些自身缺陷将在很大程度上影响其临床应用，并限制中医药的进一步发展。与此相反的是，和疗化后的药物由于服用剂量极小，因此发生不良反应或过敏反应的概率极低，而且药物经过多次稀释后变得无色无味，非常便于服用。此外，这种药物的制备所需原药材的量很少，因此不但节省自然资源，对保护生态环境意义重大，而且降低了生产成本，故其价格也非常低廉，患者每日的花费只在毛角之间，这对大多数农村和城市中的低收入人群无疑是一大福音。这不仅对增进人民群众健康，而且对促进全社会的稳定和发展将起到积极的作用。当然，更可以避免为了增加药材产量而使用化肥、农药对自然环境造成的污染。

它山之石，可以攻玉。不难推想，如果借鉴和疗医学对天然药物的制备生产方式，对中药进行和疗化处理，不但可以去除原药材可能具有的某些毒性，而且能简化服用方法，节省药材，能够克服目前中药应用所面临的一些困难。如果和疗化后的中药能保持原有的疗效，并且不影响其在传统中医理论和处方原则指导下的配伍运用，那么这将是一次完美的中西结合，将对中医药的现代化发展产生积极而深远的影响。

中药和疗化的思路不仅是在制药方式上的借鉴与尝试，更是基于两种自然医学体系在理论观念上的诸多相通之处而做出的有益探索，必将有利于两种自然医学各自的发展和相互之间的碰撞与融合。

中医学与和疗医学虽属不同的医学体系，有着各自独立的理论体系和诊治方法，但两者都属于自然医学的范畴，均有完善的理论基础并积累了大量的临床实践经验，两者在理论哲学思维、诊断治疗理念甚至药物性能功效的认识方面均有诸多相同或相通之处。和疗医学中 Weihe 触痛点的发现及其与中医经穴的不谋而合，也印证了这一点。

和疗医学与中医学在学术观点和理论原理方面有诸多相似之处。首先，两者均崇尚自然，和疗医学推崇的"大自然就是良药"的理论与中医倡导的"天人合一"的整体观如出一辙，而和疗医学所讲的小剂量减轻或治愈疾病，大剂量加重病情的观点与中医所讲的"重阳必阴，重阴必阳"的辨识思维颇为吻合。其次，两者均重视正气在人体中的作用。和疗医学的要旨强调要重视人体内"活力"（vitalism）的作用，认为活力是一个内在的、活跃的、易感的智能，支配着人体的各种活动。跟人体的分子和器官不同，活力不能直接测量，它只能通过其对机体功能和外在表现的影响，通过肢体语言、症状、情感和思想体现出来，这与中医所讲的气极为相似。而且它们都重视正气在疾病发展过程中的作用，和疗医学通过小剂量的药物来进一步激发患者的自愈能力（即中医所讲的正气）来达到治疗的目的，而中医也特别强调"扶正"的重要性，认为"正气存内，邪不可干"。因此在处方用药时注意顾护人体的正气，以扶正祛邪。再次，两者都强调整体观念。不管是中医还是和疗医学，都将患者看作是一个有机联系的整体，将疾病看成是身体健康失调时的局部表现，因此在诊疗时，两者都是将患者所有的症状、体征及其体质特点和工作、生活环境等因素综合起来加以考虑，而不是简单地头疼医头，脚疼医脚。

在诊疗理念方面，两者都强调以人为本，重视体质、情志等个体特征，均崇尚个体化治疗。和疗医学建立了最为个体化的方法，其信条为"只看患者，不看疾病"。和疗医学视患者为本，疾病为末，疾病只是患者的一个方面。因此在诊治时强调要关注患者的所有症状，除思想、情绪、身体上的所有症状外，甚至要考虑患者的整体素质和遗传特征。这与中医的辨证论治（不是辨病论治）、体质学说、三因制宜、情志致病等学术思想极其相似。两者的相同之处是都把患者看得很重，都把症状放在首要的位置在治疗中予以考虑。选取不同药物（复方）及不同剂量完全是为了更好地对应患者的病情，适应患者的个体差异。此外，和疗医学的核心思想与中医反治法所强调的"顺应脏腑的生理特性"和"顺应机体抗病趋势"的治疗思路颇为相近，而且中医反治法"用时宜短，用量宜少"的用药特点也与和疗医学的最小剂量法则相符合。

在药效认识方面，虽然和疗医学没有创立像中医一样的八纲辨证，其药物也没有明确的寒热属性，但在治疗某些疾病时还是会根据疾病的寒热属性来选择不同的药物，如极度稀释的蜂毒（apis）和砒霜（arsenic trioxide）都可用来治疗以皮疹和局部疼痛为主要表现的带状疱疹，如果冷敷法可使症状缓解者，用蜂毒治疗，而用热敷法可使之缓解者，用砒霜治疗。又如石松（lycopodiumclavatum）和黑白头翁花（pulsatillanigricans）都被和疗医师用来治疗牙痛，但热敷可以缓解的牙痛选石松，而口含冷水可以减轻者用黑白头翁花。再如白藜芦（veratrum album）、欧芹（aethusacynapium）、洋地黄（foxglove）和常绿钩吻藤（gelsemiumsempervirens）在和疗医学中都能用于治疗心悸，但心悸见脉数者用欧芹和白藜芦，而心悸见脉缓者选洋地黄和常绿钩吻藤。在和疗医学中，同样存在着对天然药物寒热属性的清晰认识，并成熟地用于临床治疗。

由于中医学与和疗医学均属于自然医学，因此其药物也大多来源于天然的植物药、动物药和矿物药，其中的某些药物为两者共用。通过与William Boericke 所编著的《和疗本草》中所录用药物的功效进行对比，我们惊讶地发现，两者对这些药物功效和应用的认识有着惊人的相同之处。如乌头（monkshood），中医认为其具有祛风除湿、散寒止痛之功，常用于治疗风寒湿痹、诸寒痛证；和疗医学以身体的麻刺感和冰冷麻木作为其临床使用要点之一，将其用于头、耳、鼻根、脸颊刺痛及麻木，腹部绞痛，睾丸、子宫剧痛，胸部、背部、四肢的麻木和刺痛，以及手脚冰冷、麻木和面部冰冷，这与中医对乌头功效的认识和应用如出一辙。

又如马钱子（nux vomica），该药被中医当成是一个止痛的良药，由于其有活血散瘀、通络止痛之功，因此常用来治疗各种瘀血疼痛；而在和疗医学中，马钱子同样是一个非常常用的止痛药物，可用于腹壁瘀痛、腹胀挛痛、肝肿大伴随的刺痛、尿道挛痛、肾绞痛、膀胱颈疼痛、睾丸挛痛、腰背颈臂的疼痛、麻木和小腿与足底的痉挛、疼痛。再如靛蓝叶（wild indigo，中药大青叶的来源之一），中医认为其可清热解毒，尤善解心胃二经火热，可用于热毒壅盛之口疮、丹毒等，另外还有凉血化斑之效，还可用于温毒发斑；在和疗医学中，该药可用治面红（面色如醉）、牙痛、牙龈溃烂、口臭、舌头灼热、舌头表面裂缝及溃烂、胃部灼热等一系列类似中医热毒壅盛的症状，另外也用于治疗遍身的紫色斑点及皮肤灼热，这与中医所说的凉血消斑的功能极为吻合。罂粟壳（poppy shell）在中医看来具有敛肺止咳及止痛之效，可用于治疗咳嗽和各种痛证，和疗医学也将鸦片（papaver somniferum）用于咳嗽和一系列疼痛病症，如腹部绞痛、直肠剧痛、产前阵痛、子宫的分娩样疼痛等。被中医认为可泻下、清肝，能治热结便秘及肝火亢盛诸症的芦荟（socotrine aloes），和疗医学亦将其用于治疗便秘和其他一些类似于中医肝火亢盛的病症，如口苦、头痛、肝部胀感、右肋下痛等。类似的药物还有砒霜（arsenic trioxide），中医认为其可祛痰平喘，多用于治疗寒痰哮喘；和疗医学也将其用于哮喘和咳嗽的治疗；金属金（aurum metallicum），中医认为金具有清心安神之效，可治心火亢旺引起的烦躁不安、心悸失眠等，而在和疗医学中，急躁易怒也是其适应证之一；马勃（bovista lycoperdon），中医认为其有止血之效，能治各种出血，而和疗医学也将其用于多种出血症，如鼻子和牙龈出血、经间期出血、子宫不规则出血和血尿；朱砂（cinnabaris），中医认为其可安神，和疗医学也用其治疗夜间失眠；防己（cockle），中医认为它可祛风湿止痛，主治风湿痹痛，和疗医学用其治疗头顶痛、三叉神经痛、腰背部麻痹疼痛、四肢疼痛等多种痛证；萝卜子（raphanussativus），中医认为其具有消食化积、行气导滞的功效，可用于治疗食积和脾胃气滞，和疗医学用它治疗食欲不振和腹胀；木贼（equisetum hyemale），中医认为该药除有疏散风热、明目退翳之效外，尚有利尿消肿之能，而和疗医学也将其用于治疗排尿困难；番泻叶（senna），中医认为其具泻下攻积之功，能治热结便秘，和疗医学也用来治疗便秘、腹胀和大便硬结；曼陀罗（Thorn-apple）两者均用来治疗一些痛证，款冬花（Tussilagofarfara）两者都将其看作止咳良药而用于治疗咳嗽，等等。

如果说理论原理和诊疗观念上的相通性仅仅为中医和疗化提供了理论上的可行性支持的话，那么两者对药物功效和应用认识的相同性则让我们不由得产生出这样一个推论，即两者虽然对所用药物的处理方式不尽相同，但这并不能改变药物所固有的某些特殊功效。据此，我们认为，中药和疗化不仅在理论上具有可行性，而且在实践中也很有可能是减轻药物毒性，保留甚至增强中药功效的一个有效方法，值得深入研究。

中药和疗化的研究思路

中药和疗化研究是中国传统医学与西方传统医学结合的一种尝试。我们认为，这种研究应优先从以下几个方面进行：

一是从疗效确切但具有有毒性中药入手。很多有毒中药临床疗效卓著，但由于其具有较强的毒副反应，医生为稳妥起见，在临床上尽量少用甚至不用该类药物，以避免发生医疗纠纷，这在很大程度上限制了此类药物的广泛运用，譬如马钱子，无论中医还是和疗医学都认为其具有良好的止痛作用，但中医在临床使用该药时经常发生中毒甚至死亡事件，使得很多医生对该药的选用心存余悸，为求安全常弃之不用，但在和疗医学中，该药是使用最为广泛的和疗药物之一，从未见到中毒反应的报道。因此，将这类有毒但疗效显著的中药进行和疗化处理，对于该类药物的广泛使用，并最大限度地发挥它们的治疗作用有着非常积极的意义。

二是从疗效卓著的儿童方药入手。众所周知，中药制剂不管是汤药还是丸散剂大都味苦难闻，不便服用，对儿童尤其是婴幼儿来说更是如此。中药注射剂的出现虽然在一定程度上解决了服用不便的问题，但其安全性着实令人担忧，发生一般不良反应，甚至严重不良反应，诸如过敏性休克的报道屡见不鲜。而经和疗化处理后的药物无色、无味，其味道和普通的纯净水毫无二致，非常便于服用且无任何毒副作用，所以对此类方药进行和疗化处理，可从根本上解决小儿服药难的问题，且不用担心毒副反应的发生。

三是从需要长期服用的方药入手。对于许多疾病，特别是慢性病的治疗，中医往往要求患者长期服药，但熬药耗时费力，长期熬药不管是对患者还是其家属的工作和生活都会造成相当的不便。而且，长期服用中药或多或少会对脾胃造成一定的损伤，会导致食欲不振，从而使正气生成不足而影响身体的康复。如果将这类药物进行和疗化处理，可以在很大程度上解决部分慢性病患者不能长时间坚持服药的困局。

中药和疗化的研究方法

如前所述，和疗医学是先了解药物毒理，通过制剂处理后再以临床验证的一种疗法。因此，药物的毒理学资料往往成为和疗医师们获悉该药物主治范围的初始信息。通过几十年的研究和经验积累，大部分中药的毒性反应资料已被熟知，因此我们完全可以以这些毒性资料为基础，用哈尼曼的药物验证法（即先让健康人过量服用某种药物，观察该药物引起的毒性反应的临床表现，该临床表现就是此药物和疗化后的临床适应证）来验证这些药物经过和疗化处理后可能的主治范围。这是一条传统之路，我们认为对中药和疗化的研究同样适用。此外，我们从比对中发现，某些和疗医学与中医共用的药物在功效和主治方面有诸多相同之处，也就是说，中药和疗化处理后并不一定会丧失其固有的功效。从这个意义上讲，我们完全可以将和疗化看成是一种中药的制剂方法，而且还是一种可以消除药物毒性、节省药材的制剂方法。所以，我们可以将某些疗效确切的中医方药和疗化后用动物实验的方法来验证其疗效和毒副作用。相对于药物验证的耗时费力，这种研究方法将是一条快捷、高效的中药和疗化研究之路。我国的一些研究人员在已进行的前期研究中对某一治疗高脂血症的中药验方——去脂降压片（由黄芪、生地、丹参、当归、红花和远志组成）进行了和疗化研究，与高脂血症模型组相比，该方和疗化制剂以 0.8g/kg 的剂量灌胃给药能显著降低高脂血症大鼠血液中血脂的各项指标，如总胆固醇（TC）、甘油三酯（TG）、低密度脂蛋白胆固醇（LDL-L）水平，升高高密度脂蛋白胆固醇（HDL-C）水平，改善载脂蛋白 $APO-A_1$/$APO-B_{100}$ 比值，同时降低血浆黏度和纤维蛋白原，还能降低血栓素 B_2：6—酮—前列腺素 F_{1a}（$TXB_{2}/6\text{-}KETO\text{-}PGF_{1a}$）比值和结构特征血小板 α 颗粒膜蛋白 140（GMP-140）含量而抑制血栓形成。这说明和疗化后的方药依然保留了其原有的调节血脂和降低血液黏稠度的作用。这不仅部分验证了我们提出的中药和疗化不会使药物固有功效丧失的推想，而且还暗示出中药和疗化可能不仅仅适用于单味中药，对中药复方同样适用。

总结

德国近代医生哈尼曼在继承西方远古文化和希波克拉底的整体医学观的基础上，创造性地完善了以"同类相疗"为原理的西方和疗医学，该医学体系经过两百多年的发展、创新与完善，已经呈现出多维的诊疗思路与方法，并在许多方面与传统中医学相辅相成，交相辉映。正如傅海呐教授对该章内容总结的那样，从中国古典医学的角度来对和疗疗法进行比较、介绍是自然而然的，其理由如下：

1）中医学和顺势疗法有着相似的理念，如信仰自然的治愈能力，以及宏观与微观世界之间的共鸣（"天人合一"）。

2）两种系统都采用辨证论治（辨证）的复杂方法，以个体及其所呈现的症状和体征为中心，这与专注于诊断疾病（辨病）的现代诊断方法截然不同。

3）两者都以能量医药概念为中心，不像诸如解剖学、生物化学等现代医学那样更加注重物质概念。

4）两者都高度实用，并且反映了清朝医师王清任曾提出的作为中国人民真正医药标志的三项原则：药物必须容易获得，价格实惠，同时疗效显著。

5）两者都遵循安全指导原则，即首先是无害的（正如自然疗法医师誓言中陈述的那样）。在欧美等国家，许多相信主动医学的妈妈们在家一般都会备有和疗法急救箱，里面通常配有治疗感冒（流感）的相关中药（如银翘散）以及治疗外伤的草药（如云南白药）等。

虽然传统中医与和疗医学有着不同的文化背景、时代和地域，然而，它们的整体医学观却反映了人类共有的思维方式，亦折射出东西方文化不断融合的特征。中医是否能在新的世纪里推陈出新，走向世界，取决于我们是否能合理而恰当地借鉴现代西方生物医学的科学方法和成就，更需要我们以开放的胸襟去探索和融合中西方不同自然医学的思维共性和特征。这不仅需要我们重新审视目前健康领域中过于机械化的生命观和片面的科学观，我们更需要睿智地运用系统生命理论，超越对抗医学的思维桎梏，复兴以传统中医为代表的整体医学体系。

第五章

东西方营养治疗（又称食疗）的发展概况及比较

罗伯特·提尔、熊旻利、孙有智　著

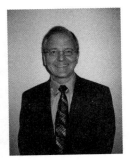

罗伯特·提尔（Robert Thiel）博士是美国自然医学专家和食品维生素、微量元素的著名研究员，他的临床和科研基地（Doctors research）拥有六十多种 FDA 批准的应用自然营养素治愈疑难杂症和衰退性疾病的食品维生素 / 微量元素系列，他出版的《西方自然医学》（*Western Naturopathic Medicine*）和《营养医学》（*Nutritional Science*）被公认为是康疗界最有价值的营养学教材。

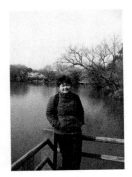

熊旻利女士是临床执业中医师，广州中医药大学中医学研究生（辅修针灸、推拿），研究生方向为内分泌学。她无门派之见，在许跃远象脉学、葛钦甫太极六合针法、薄智云腹针、黄晓晨柔式正骨、脏腑图点穴按摩等学派中汲取知识，同时对中药配伍性味的把握精准。她修行佛法，善于将各种知识融会贯通于临床，志在以医药解除众生苦痛。

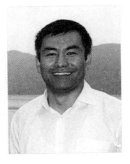

孙有智教授毕业于陕西中医学院和江西中医学院，香港大学中医学院博士研究生，长期从事古典中医、中华传统预防医学的研究，尤其是张仲景医学理论和治疗方法的研究。现任江西中医学院基础医学院副院长。他目前的主要研究课题是根据个人体质特征设计实现个体化的药膳康疗。他共出版了五部有关自然养生与疾病防治的专著，发表了三十多篇相关学术论文，是我国从事中医体质膳食疗养以防止疾病发生、发展的先行者之一。

无论东方还是西方，无论过去还是现在，人们要生活，就必须摄入食物。在东西方历史上，草药都是人们最早用于治病的物质。人类最初首先学会了利用天然植物，并都经历过对天然食物、植物进行进一步加工，以获得治病疗伤的过程。

随着当今人们对营养理念的逐渐重视，以及现代科技对不同食物营养成分的剖析日渐精细，促使营养治疗方法（又称食疗法）逐渐兴起和发展。在中医药理论不断发展及临床实践经验不断丰富的基础上，营养治疗理念早已深扎在药食混用的传统方法里，并普及到寻常百姓当中。西方营养治疗的发展不同于东方，由于东西方两种文化传统的差异及自然地理环境的不同，使得东西方古代自然营养治疗法在其发展过程中逐渐形成了各自不同的体系，这在某种程度上反映了东西方两种医学体系的不同特征。另外，现代东西方自然营养治疗法体现出的相通和不同，也值得探究。下面将以中医食疗作为东方营养治疗的代表进行阐述。

中医营养治疗的发展历史

中医营养治疗又称中医食疗学，是在中医药理论的指导下研究食物的性能、配伍、制作和服法，以及在人体医疗保健中的作用及其应用规律的一门学科。它是中医学的重要组成部分，尤其在预防医学、康复医学、老年医学等领域中占有极其重要的地位。"民以食为天"，我国自古就有"寓医于食""医食同源""药食同源"之说。简而言之，中医食疗学其实就是专门研究中国传统食养、食疗理论和经验的一门科学。中医食疗历史悠久，源远流长，距今至少已有 3000 年以上的历史，它以中医理论为指导，并受到饮食文化的影响，逐渐形成了较为系统的食疗理论和显著的民族与地方特色。中医食疗通过从远古时代到周朝开始直至近现代的发展，大致可以分为以下几个时期：

萌芽时期——远古至周朝

远古时期，人类在生存与繁衍的过程中，从许多食物中分离出了有治疗疾病作用的中药，故有"药食同源"之说。

火的应用扩大了食物的范围，使一些营养价值较高而治疗作用不太显著的食物能够得以长期食用，并在食用过程中可以治疗或辅助治疗许多疾病，这就为中医食疗奠定了极具价值的基础。酒的发明和利用对中医食疗的发展起到了积极的促进作用，少量饮酒可以通经活血，兴奋精神，以酒为溶剂制作中药药酒，可以更好地发挥中药疗效。古人还认识到少量应用部分烹调食物的佐料也能起到食疗的功效，如生姜、葱白、胡椒等。

西周时期，人们极其重视饮食与健康的关系，开始探索科学的饮食方法。《诗经》中就记载有既可药用又可食用的物质，收录的药用植物多达五十多种。《山海经》收载药物 126 种，其中六十多种为防病药，多次提到"食之无疾疫""食之可御疫""食之不蛊""服之不狂"等效用。周朝时已有食医的分科，《周礼·天官篇》中就有食医、疾医、疡医、兽医的记载，而把食医列为四医之首，专为帝王配膳。

奠基时期——秦汉

《黄帝内经》的问世为食疗学的发展奠定了理论基础，并指出了饮食过量或者偏嗜可以致病。战国、秦汉时期，人们对应用饮食治疗疾病进行了较为深入的研究，如长沙马王堆出土的《五十二病方》中记载的可食用的药物就有 61 种之多，约占全部中药的 1/4，书中所载 50 余种疾病中半数以食治之或以食养之，已经有了药粥治疗的方法。《神农本草经》中收录了中药 363 种，其中食物多达 50 种。东汉时期的医圣张仲景积累了极为丰富的食疗经验，他在《伤寒杂病论》中就列出了不少食药同用的方剂，如桃花汤、当归生姜羊肉汤等。

中医医学理论体系的建立，中药药材类别的丰富，对这个时期中医食疗学的发展起到了决定性的推动作用。

发展时期——晋唐

魏晋南北朝时期，曾有《食经》等书系统地阐述了食疗的功效。到了唐朝，中医食疗有了长足的发展，食疗专著及食疗专篇多有问世，中医食疗从理论到实践已经发展成熟。唐代名医孙思邈《千金要方》中的《食治篇》，专门论述了米谷、蔬菜、果食、鸟兽四个食物门类的治疗作用。孟诜在孙思邈"食治"的基础上，广搜民间之所传、医家之所创，再加以己见，著成《食疗本草》一书，成为我国第一部食疗专著。南唐的陈仕良收集《神农本草经》及陶弘景、苏敬、孟诜、陈藏器诸家有关饮食之论，对饮食以类归之，附以食医诸方及同时调养脏腑之法而成《食性本草》十卷，对食疗作了较为系统的总结，为中医食疗的发展做出了突出贡献。

兴盛时期——宋元

宋代应用饮食治病防病已很普遍，如《太平圣惠方》专设食治一门，载方

160 个，治 28 种病证。在宋代官修的《圣济总录》中，专设食治一门，记有食治方 285 个，可治 29 种病证。陈达叟编的《本心斋蔬食谱》中载蔬食 20 谱。元代主管宫廷饮膳烹调之事的饮膳太医忽思慧，继承历代食、养、医结合的传统，广泛收集各民族的食疗方法，并根据自己的实践经验撰成我国第一部有关食物营养、疗效的食品专著《饮膳正要》三卷。其从营养学观点出发，强调疾病应以预防为主以及食疗保健的主导思想。《饮膳正要》将我国食物本草研究从着重于"食治"推进到着重于"食补"的新阶段，是中医食疗发展史上的里程碑。此外，元朝贾铭所撰《饮食须知》八卷、吴瑞所著《日用本草》也是我国营养学的名著，都从不同方面对中医食疗的发展做出了很大的贡献。

成熟时期——明清

食疗学发展到明清时期逐渐成熟，一方面名医辈出，另一方面出现了不少医学名著和食疗专著。明代的卢和、汪颖、吴文炳皆有《食物本草》传世。李时珍编撰的《本草纲目》巨著中载药 1892 种，其中 500 余种是食物，大大丰富了食疗的内容，并保存了许多已散失的食疗资料。明清以来，医家善用食治之法者如葛可久、张景岳、叶天士、吴瑭等皆有独到的经验。清代王士雄著有《随息居饮食谱》，专门总结食疗经验。清代曹庭栋所撰的《老老恒言》介绍了百种药粥。

完善时期——近现代

时至近现代，中医食疗、食养无论是在理论还是在实践方面，都在前人的基础上得到了长足的发展，如出版了众多中医食疗专著与教科书、设置中医养生康复专业，进行食疗临床与实验研究、研制药膳和疗效食物。广东地区的中医食疗界时兴"煲汤"治疗，部分中医专家出书论述四季煲汤方法，其结合食材和调料的独到方法考虑了现代人的口味，在南方地区几乎家喻户晓，进一步丰富和推进了食疗大众化的普及范围。

同时期，我国中药研究者们逐渐开始研究中药及食材当中的维生素、矿物质、多糖、皂甙等营养素，比如车前子、防风、紫苏、藿香、枸杞子等药物含有丰富的胡萝卜素，牡蛎、黄芪、人乳含硒量丰富等等。更加丰富了中医营养治疗学科的内容，由此也为临床科学指导药食治疗提出了科学指导。

中医食疗、食养历经三千余年的发展，"药食同源"的概念逐渐深入人心，在中医基础理论的不断发展过程中，食疗法也在不断进步和完善，在不同的年代向东传至当今的韩国、日本等地，一直保障着亚洲民众的身体健康，在延年益寿、预防疾病、治疗疾病或辅助治疗疾病等方面发挥了重要的积极作用。

西方营养治疗的发展历史

萌芽时期——感性认识

早在两千多年前，西方居民经常将食物用作化妆品和药品，在《圣经》中就记载有人将肝汁挤到眼睛中治疗一种眼病。古希腊的医学之父希波克拉底被公认为西方医学的创始人，他充分认识到社会与安静对人的健康和疾病的影响，并强调了机体的自愈作用。希波克拉底首先认识到膳食营养对于健康的重要性，他认为健康只有通过适宜的饮食和卫生才能得到保障，并且认为"食物即药"，这与中国古代营养学提出的"药食同源"理论如出一辙。当时，已经有人开始用海藻来治疗甲状腺肿大和用动物肝脏来治疗夜盲症。但由于历史和科学发展的局限性，此时对营养治疗的认识尚局限在感性认识上，所以称为萌芽时期（又称启蒙时期）。

带有"魔法"光环的食疗营养学派——巫师草药学

在中世纪的欧洲，当地的"男巫师"和"女巫师"会用草药治疗疾病或创伤。这种用草药治疗的方式代代相传，很多种治疗方法都是基于一个原理：那就是上帝在设计每一款植物的时候对它在医药中的作用都有一个直观的印象，因此仅仅凭借观察植物的长相就能判断出它应该是做什么用的。植物花朵的颜色、根或叶子的形象、花瓣或茎干的肌理都可能显示出这种植物的药物用途。例如，有着红色叶子或根的植物则可以治疗血液疾病或创伤；紫色茎干的鸢尾植物被制成膏状，用来治疗挫伤；如果一种植物长得跟某个人体器官相似，人们就认为这种植物能够治疗这个器官；疗肺草之所以得名就是因为它的叶子看起来就像人的肺部，因此也被用来治疗肺部疾病；而三叶獐耳细辛草因为形状像肝，被用来治疗肝部疾病；颤杨树叶被用来治疗瘫痪一类的发抖症状，而花朵像蝴蝶一样的植物则被用来治疗蚊虫叮咬。

这和中医的起源有类似的原理，都是当时的人们对大自然的观察和敬畏，不断在实践中产生的学问。但是随着科学技术的发展，唯物主义科学成为唯一的判断标准，巫师草药逐渐被边缘化以及遗忘，只有在口口相传的传说中，后人还能隐约管中窥豹，但却无法获知全貌。在目前的西方自然医学营养治疗中，仍有部分巫师草药学说的草药在临床中被使用。

现代西方医学发展时期——营养学科的发展及营养素的发现

这一时期是指从 18 世纪中叶到 20 世纪中叶，该时期以先后发现人体需要的营养素为标志。营养学应用了化学、生物学、微生物学、生理学、医学等多门学科的基本原理，使自身得到了不断的发展。18 世纪中叶，被称为营养学之父的法国化学家拉瓦锡（Lavoisier）在强调生命过程是呼吸过程的基础上，提出呼吸是氧化燃烧的理论。德国化学家李比希（Liebig）用动物生理实验将不同食物对动物的功能进行分类。李比希的学生伏特（Voit）、卢布娜（Rubner）分别创建了氮平衡学说和碳水化合物、蛋白质、脂肪的能量系数；李比希的另外一个学生鲁斯科（Lusk）在研究基础代谢和食物热效应基础上出版了经典著作《营养科学》（*The Science of Nutrition*）。

在 1909~1914 年间，人们认识到色氨酸是维持动物生命的基本营养素，还发现了一些植物蛋白对小鼠的生长无益，除非补充其他的氨基酸。1911 年，波兰生物化学家卡西来尔·芬克发现了第一种维生素——硫胺素，到第二次世界大战结束共发现了 14 种脂溶性和水溶性的维生素（详见下面"国内外营养学近代发展简史时间轴"）。在此期间，人们证实营养素缺乏会导致坏血病、脚气病、佝偻病、癫皮病、眼干燥症等致残及致死性疾病，并通过补充营养素使这些疾病得到了有效的治疗和预防。

营养学发展的鼎盛时期——多种营养素的发现及公共营养学概念的建立

这一时期一般是指 20 世纪中叶以来的几十年，以各个国家营养学会成立、专业刊物诞生为标志。1934 年美国营养学会成立后，营养学被正式承认为一门科学。中国的现代营养学是在 20 世纪初创立的。1941 年召开了全国第一次营养学会以后，1945 年，中国营养学会正式成立，并创办了《中国营养学》杂志。该时期，世界各个国家的营养学研究在微观领域深入发展的同时，宏观领域也取得很大进展，出现了专门研究群体营养的公共营养学，包括营养调查、监测、指导、管理等。1943 年，美国学者首次提出了营养素供给量（RDA）概念，欧洲和亚洲许多国家随后也提出了自己国家的营养素供给量的建议。许多国家还编制了适合本国国情的《膳食指南》，用以指导民众合理地选择食物。

到 20 世纪 50 年代，四十多种营养素被识别、定性，并对其功能进行了系统探讨；20 世纪 60~70 年代，专业人员陆续发现一些微量元素对人体的重要性；自 20 世纪 70 年代以来，人们开始研究膳食纤维及其他植物化学成分的特殊生理功能；20 世纪 80 年代之后，非营养素成分，如黄酮类、多酚类、皂甙类、功能性多糖、低聚糖等与健康的关系引起人们的高度重视和广泛研究，先后兴起了营养保健品的开发和应用等新兴行业。

目前，营养学的发展已经进入到深入研究膳食中各种化学成分、饮食行为与疾病预防（特别对某些慢性病的预防）三者关系的新阶段。市面上大多数营养素产品，都是来源于工业合成的维生素、矿物质。

现代营养学——世界营养学时期

具体时间是由 20 世纪 90 年代开始到现今。西方营养学开始发现从纯生物来源提取的维生素、矿物质，其结构与工业合成的维生素、矿物质有着结构和吸收本质的区别，从生物（包括植物、动物）提取的维生素、矿物质更容易被人体吸收和利用。

20 世纪 90 年代初，从国外引进中国非常多的营养素补充剂品牌，引起国人一阵接一阵的盲目追风，在巨大利益的驱使下，让许多营养素品牌陷入了传销的误区。人们逐渐意识到，在营养师指导下科学地补充营养素、均衡膳食、合理生活、改变习惯才是正道。

随着世界交通、信息交流的极大便利，西方很多营养师纷纷到东方来学习中医营养学的精髓，包括整体的中医哲学思想以及中药在食疗中的运用，同时参照过去巫师草药学的经验积累，将草药应用于营养指导当中。同时，中国的中医营养师也开始接受系统的营养学教育，通过充实东方的营养学理论，并运用于临床指导，逐渐形成了世界性的营养治疗学概念。

目前，许多西方营养师开始综合处方药物，将营养素和相关药材提取物混合制剂，提出针对不同疾病的营养辅助治疗观念，比如多克特医疗研究中心罗伯特·提尔创建的，并通过美国食品药品监督管理局（FDA）认证的系列营养品，经过长时间的运用，在辅助诊断、治疗不同疾病方面，取得了非常好的临床疗效。

国内外营养学近代发展简史时间轴

（一）20世纪初到近代国际营养学学科发展时间轴

① 1910 年，德国科学家 Fischer 完成一些简单碳水化合物结构的测定。

② 1912 年，波兰科学家 Funk 提出维生素的概念，并从半糖中提取出烟酸；日本科学家 uzuki 同年也完成同样的工作，但是烟酸防治糙皮病的作用直到 1937 年以后才由美国科学家 Eluehjem 等证实。

③ 1913 年，美国科学家 Mc Collum 和 Davis，以及 Mendel 同时发现维生素 A，缺乏维生素 A 会导致夜盲症。

④ 1914 年，美国科学家 Kendall 从甲状腺提取液中分离出含 65% 碘的晶体化合物，命名为"甲状腺素"，由此证实碘与甲状腺功能的关系，他还因为发现了"可的松"的生物活性而分享了 1950 年的诺贝尔生物和医学奖。

⑤ 1918 年，美国科学家 Osbome 和 Mendel 通过动物试验证实钠的必需性。

⑥ 1924 年，美国科学家 Thomas 和 Mitchell 提出以"生物价"来评价蛋白质质量的方法（生物价是营养学的一个专用术语，主要用来评价蛋白质的价值，它表示食物中的蛋白质成分在人体内被真正利用的程度）。

⑦ 1926 年，荷兰科学家 Jansen 和 Donath 分离出抗脚气病的维生素，命名为"抗脚气病维生素"；接着，美国科学家 Williams 于 1936 年完成结构测定，并进行了人工合成，因结构中含有硫和胺基，因此又命名为"硫胺素"。

⑧1926 年，法国科学家 LeRoy 通过小鼠试验证明镁是高等动物的一种必需营养素。

⑨1927 年，美国科学家 Summer 证明酶是一种蛋白质。

⑩1928 年，美国科学家 Hart 及其同事研究发现铜与铁对血红蛋白的合成均是必需的。

⑪1928 年，美国成立营养学会。

⑫1929 年，美国科学家 Burr GM 和 Burr MM 发现必需脂肪酸亚油酸。

⑬1930 年，英国科学家 Moore 证实 β 胡萝卜素为维生素 A 的前体。

⑭1931 年，美国威斯康星大学研究组证明锰为高等动物的必需微量元素之一。

⑮1932 年，美国科学家 King 和 Waugh 从柠檬汁中分离出维生素 C，维生素 C 具有抗坏血病作用，瑞士科学家 Reichstem 随后在 1933 年人工合成维生素 C。

⑯1932 年，德国科学家 Windaus 和英国科学家 Askew 从经过辐射的麦角固醇中分离出维生素 D_2，从而解释了美国科学家 Hess 和 Steenbock 发现的光照能够防治佝偻病的现象。接着，德国科学家 Brockmann 从金枪鱼的肝油中分离出维生素 D_3，而维生素 D_3 的人工合成是由美国科学家 Woodward 于 1953 年才完成的，他因此获得诺贝尔化学奖。

⑰1933 年，德国科学家 Kuhn 从牛奶中分离出核黄素。1935 年他完成核黄素结构的测定和人工合成，瑞士科学家 Karrer 等于同年也完成了同样的工作。

⑱1933 年，美国科学家 Williams 从酵母中分离出泛酸，但是，直到 1950 年才由 Lipmann 等证明泛酸是辅酶 A 的成分。

⑲1935 年，美国科学家 Rose 开始研究人体需要的氨基酸，并确定 8 种必需氨基酸及其需要量。

⑳1936 年，德国科学家 Kogl 和 Tonnis 从鸭蛋黄中分离出生物素；1937 年，匈牙利科学家 Gyorgy 证实生物素可以预防大鼠和鸡摄食蛋清而产生的病理变化。生物素的人工合成是由美国科学家 Harris 等于 1943 年完成的。

㉑1936 年，国际联盟（League ofNations）首次提出人类营养素供给量标准。

㉒1936 年，美国科学家 Evans 从麦胚油中分离出维生素 E，证实其为 1922 年 Evans 和 Bishop 推测的大鼠正常繁殖所必需的 X 因子；瑞士科学家 Karer 完成了维生素 E 的人工合成。

㉓1938 年，美国科学家 Lepkovsky 获得维生素 B_6 结晶。

㉔1938 年，美国科学家 Mc Collum 通过大鼠试验证实钾是必需营养素。

㉕1939 年，丹麦科学家 Dam 和 Karer 分离出预防出血的因子维生素 K；同年，Alimquist 和 Klose 人工合成维生素 K。Dam 因维生素 K 的研究成就荣获诺贝尔奖。

㉖1940 年，美国科学家 Shohl 采用结晶氨基酸溶液进行了静脉输注。

㉗ 1943 年，美国第 1 次发布 "推荐的膳食供给量"（Recommended Dietary Allowance，简称 RDA），迄今为止已经修订了 10 版。

㉘ 1945 年，美国科学家 Angier 等完成了叶酸的分离与合成，证明叶酸对孕妇巨红细胞性贫血和热带口炎性腹泻有治疗作用。近年来研究发现胎儿的神经管畸形与叶酸缺乏有关。

㉙ 1948 年，美国科学家 Rickes 等与英国科学家 Smith 和 Parker 各自从肝浓缩物中提取出维生素 B_{12}，其可被用于治疗恶性贫血。英国科学家 Hodgkin 等于 1955 年完成了维生素 B_{12} 结构的测定，并因此获得了诺贝尔奖。

㉚ 1953 年，美国科学家 Keys 发现动物脂肪消耗量与人类动脉粥样硬化病发生率成正相关，随后又有报道表明动脉粥样硬化病的发生与高胆固醇血症有关。

㉛ 1992 年，美国发表了第 3 版 "膳食指南" 与膳食指导 "金字塔"。

㉜ 1959 年，美国科学家 Moore 提出营养支持中最佳氮热比例为 1：150 [克:千卡（1 千卡 =4.18 千焦）]。

㉝ 1977 年，美国科学家 Blackburn 等在对波士顿几所医院住院病人的调

查时发现，约有半数左右的病人存在着不同程度的营养不良现象。

㉞ 1970 年，美国科学家 Schwarz 发现钒为高等动物必需的微量元素。

㉟ 1977 年，美国发布第 1 版"美国膳食目标"，迄今为止已经修订多次。

㊱ 1957 年，为解决宇航员的饮食问题，美国科学家 Greenstein 发明了"要素膳"，以后被应用于临床的营养支持。

㊲ 1958 年，美国科学家 Prasad 在伊朗锡拉兹地区发现了人类锌缺乏病。

㊳ 1959 年，美国科学家 Mertz 和 Schwarz 的研究表明，三价铬（Cr^{3+}）是胰岛素样生长因子的重要组成成分。

㊴ 1968 年，瑞典提出"斯堪的纳维亚国家人民膳食的医学观点"，是世界上最早的膳食指导方针（dietary guideline）。

㊵ 1970 年，美国科学家 Nielsn 发现镍是高等动物必需的微量元素。

㊶ 1961 年，瑞典科学家 Wretlind 采用大豆油、卵磷脂、甘油等原料研制成功脂肪乳剂。

㊷ 1973 年，美国科学家 Rotruck 等报道硒是谷胱甘肽过氧化物的辅助因子。

㊸ 1967 年，美国科学家 Dudridk 成功地进行幼犬的中心静脉营养，同年又将此技术应用于外科营养支持，提出静脉高营养的概念（intravenous hyperalimentation，IVH）。

㊹ 1972 年，美国科学家 Carlisle 发现了硅是鸡和大鼠生长和骨骼发育所必需的微量元素。

㊺ 1997 年，美国提出"膳食参考摄入量"（dietary reference intake，DRIs）的概念。

（二）营养学在中国的发展历史性事件时间轴

① 20 世纪初叶至 1937 年抗日战争前夕，我国营养学的研究与认知水平与国外基本同步。

② 1926 年，中国生理学会成立，在 1936 年第 9 届年会时成立了营养学组。

③ 1936 年，中华医学会公共卫生委员会成立营养委员会，讨论出版《中国民众最低限度之营养需要量》，是为营养学会的雏形。

④ 自 1937 年抗日战争开始到 1949 年新中国成立，由于战事和机构迁移等原因，营养学科建设处于动荡之中，但营养专业研究机构与营养学会的成立都在这一时期。

⑤ 1941 年，第一次全国营养会议在重庆召开，与会代表一致赞成成立中国营养学会；1945 年，在重庆第二次全国营养会议上正式宣布成立中国营养学会。

⑥ 1951 年，中央卫生研究院营养系提出"我国人民营养需要量标准"，后经 1955 年和 1962 年两次修订后，改称"膳食中营养素供给量"（RDA）。

⑦ 1952 年，中央卫生研究院营养系编制了《食物成分表》，1955 年、1962 年分别修订出版二、三版；1954 年编制《食物成分测定法》，二版修订于 1961 年。

⑧ 1959 年，进行第一次全国营养调查，共调查 18 万人，发现有能量蛋白质营养不良性水肿，湖南有脚气病，新疆有癞皮病流行，膳食存在钙和维生素的不足。

⑨ 1978 年 10 月，中国生理科学会第 15 届会员代表大会在青岛举行，6 个专业委员会要求成立一级学会。沈治平在营养专业组宣读了题为《从营养学观点谈新长征路上的吃饭问题》的论文，提出充分利用大豆蛋白质，构建以植物性食物为主的膳食结构是改善营养的方向。这是我国为制定膳食指南最早提出的原则性意见。

⑩ 1981 年 6 月，国际营养会议首次在天津召开，由此启动了国际交流。自 1981 年起，学会组织代表团参加每四年举行一次的国际营养学大会、亚洲营养学大会。

⑪1982 年，进行了第二次全国营养调查。

⑫1983 年，中国预防医学中心成立，1986 年更名为"中国预防医学科学

院"。此科学院于 2002 年更名为"中国疾病预防控制中心"（CDC），原来卫生学研究所营养与食品卫生研究室则成为 CDC 营养与食品安全所。

⑬1984 年，中国营养学会加入国际营养科学联合会（IUNS）。

⑭1985 年，加入亚洲营养学会联合会（FANS）。同年，卫生部召开全国临床营养工作会议后，在临床医学二级专业下设医学营养三级专业，培养临床营养医师。

⑮1988 年，在第四届全国营养会议上，中国营养学会组织讨论及修订了"每日营养素推荐供给量"。

⑯1989 年，中国营养学会提出了第一个《我国的膳食指南》，这个《我国的膳食指南》被广泛宣传，收到前所未有的良好效果。

⑰1992 年，我国进行了第三次全国营养调查。同年 12 月，联合国粮农组织与世界卫生组织在意大利罗马联合召开了联合国成员国部长级世界营养会议。我国以卫生部陈敏章部长为首的代表团出席了会议，并做出了在我国制订相应的营养改善行动计划的承诺。

⑱1995 年，第七届亚洲营养学大会在北京举办，陈孝曙就任亚洲营养学会联合会（association of asian nutrition society，FANS）主席。

⑲1997 年，第二版《中国居民膳食指南》及《平衡膳食宝塔》修订出版。同年 12 月，经国务院批准并印发了《中国营养改善行动计划》，各级领导肩负着贯彻实施《中国营养改善行动计划》的重任，其中核心的要点就是向广大群众宣传均衡营养的观点，作为现代生活的一个战略概念。

⑳2000 年，重新制定并公布了我国人民的"膳食营养素参考摄入量（DRI）"并出版专著。

㉑2002 年，我国进行了第四次全国营养调查，首次结合健康状况进行调查，发现营养缺乏与营养过多并存，慢性非传染性疾病呈上升趋势。

㉒2007 年，第三版《中国居民膳食指南》及《平衡膳食宝塔》修订出版，

目前，我们仍以其作为膳食营养评估和指导的依据。

中医营养治疗法的基本原则及食物运用

食物虽然作用平和，但仍有一定的偏性，故须根据食物的特点灵活取舍，合理利用。根据个体需要选用相应食物，或者合理搭配，以符合人体健康需要。因此，食物的选择须根据一定的健康原则合理摄取。

一、食疗的基本原则

（一）整体性原则——天人合一

人体作为一个有机整体与自然息息相通，人体内环境与自然环境间呈动态平衡，若因内外环境的改变或致病因素的干扰，破坏了平衡，即可能导致疾病的发生，如气候突然变化，骤受寒凉，导致脏腑功能失调，应及时用驱寒食物以维持和促使人体内外环境相对稳定和平衡。

1. 因时制宜

食物的摄入本身就是自然界对人体内环境的一种直接干预，是保持人体内外环境相对统一的重要因素。正确运用不同性能的食物，可以使人体顺应气候变化，保持内环境的稳定，如夏季应多食西瓜、绿豆等；秋季应多食梨子等；冬季应多食羊肉、狗肉等。

2. 因地制宜

我国地域广阔，人们生活的地理位置和生态环境差别较大，其生活习惯和饮食结构不尽相同，食物品种呈现出明显的地域性，如东南沿海地区潮湿温暖，宜食清淡、长于除湿的食物；西北高原地区寒冷干燥，宜食性质温热，长于散寒、生津、润燥的食物。

3. 因人制宜

人体的生理、病理状况，会随着年龄的变化和体质的不同而产生明显的区别。若能根据个人的体质，有选择性地摄入食物，就能较好地起到防病治病、保持健康的作用。如儿童身体娇嫩，为稚阴稚阳之体，宜选用性质平和、易于消化又能健脾开胃的食物，慎食滋腻峻补之品。老年人气血阴阳渐趋虚弱，身体各部机能亦较低下，故宜选用有补益作用的食物，凡过于寒凉和温热及难以消化的食物均应慎用。男性在生理上因消耗体力过多，常应注重阳气的守护，宜多食补气助阳的食物，而女性则有经、孕、产、乳等特殊生理时期，容易伤血，故宜食清凉、阴柔、补血之品。阳虚者，宜食温热补益之品；阴血不足者，宜食养阴补血之品；易患感冒者，宜食补气之品；湿热较甚者，宜食清淡渗利之品。总之，充分利用食物的各种性能，调节和稳定人体的内环境，使之与自然环境相适应，方能保持健康，祛病延年。

（二）辨证施食原则——针对体质的食疗法

辨证论治（包括施治、施药、施食）是中医治疗学的一大特征。中医学认为，疾病发生、发展的全过程是呈动态变化的，一种疾病可随病因、体质、年龄、气候、地域或发展阶段等因素的变化表现为不同的证。所谓辨证施食，是指根据不同的病证来选配食物。在疾病治疗过程中，食物的选配应在辨证施食的原则下进行，如虚证宜用补益之品，实证宜用祛邪之品，表证宜用发散之品，里实证宜用通泄之品，里寒证宜用温里之品，里热证宜用清泄之品。针对一种疾病，如果在临床上表现出多种不同的证，在选择食物时亦有差别，如患泄泻，属湿热内蕴证，宜食马齿苋；属食积中焦证，宜食山楂、萝卜；脾胃虚弱证，宜食莲子、藕；气滞胃脘痛宜食橘子，但不宜食柿子；胃阴不足应食含水分较多的水果，不宜食干果。辨证施食，能调节机体的脏腑功能，促进内环境趋向平衡、稳定，是中医食疗学的重要特点。

（三）辨病施食原则——针对疾病性质的食疗法

疾病的发生、发展变化，在病理生理上具有独特的内在规律，尽管在不同人体和不同阶段，其证的表现有异，但它固有的实质还是存在的，在治疗中必须注意到病的特殊性，故食疗也讲究辨病施食，如遗精病，无论呈现何证均宜用莲子；消渴病，宜食用南瓜、山药；夜盲症，宜食用羊肝、猪肝。食物所含有的物质成分，往往决定这种食物对某一种或几种疾病具有特异性作用，以辨病施食来指导实践，具有一定的积极意义。在食疗实践中，辨证与辨病施食是提高食疗效果的两个重要原则。掌握每一种食物的性能特点，有针对性地施用，是保证治疗效果的重要基础。

（四）平衡膳食原则

在可能的情况下，尽可能食用多种食物，使种类齐全，数量充足，比例适当，避免偏食。嗜食某种食物可致体内某些食物缺乏，谷物、动物、蔬菜、水果在膳食中均应占有适当比例，以保证机体的需求。在日常生活中，经常可见到因为偏嗜而引发的疾病，如过食辛辣温热性食物，可产生口渴、咽干、腹痛、便秘等。因此，平衡膳食也是食疗中的一个重要应用原则。

二、食物的选择

按照中医四气理论，食物大多可分为寒、热、温、凉四性以及介于四性之间无明显偏颇的平性，但通常只分为温热和寒凉两大类。按照中医的五味理论，所有的食物均可分为酸（涩）、苦、甘、辛、淡六大类，但习惯上仍称为五味。不同味的食物具有不同的作用，一般情况下，中医食疗多用甘味、淡味食物，咸味和酸味食物次之，辛味食物再次，苦味食物用得最少。

（一）根据寒、热、温、凉选择食物

1. 寒凉食物

偏于寒凉的食物大多具有滋阴、清热、生津、泻火、凉血、解毒、潜阳等作用，可以保护人体阴液，减轻或消除热性病证，如甘蔗、藕、梨、荸荠、番茄、西瓜、橙、萝卜、丝瓜、冬瓜、苹果、柚等。

2. 温热食物

偏于温热的食物大多具有温经、散寒、助阳、活血、通络等作用，可以扶助人体阳气，改善寒性体质，减轻或消除寒性疾病与瘀血等，如羊肉、狗肉、生姜、桑葚、小茴香、大葱、大枣、人参等。生姜红糖水可以治疗胃脘冷痛，用生姜、大枣、胡椒熬制的酸辣汤不仅可以祛寒，而且可以治疗风寒感冒。

3. 平性食物

平性食物的作用缓和，无明显副作用，可用于治疗神疲乏力、大便稀溏、水肿、小便不利、带下等，如鲤鱼肉、乌贼肉、茯苓、薏苡仁、莲子、芡实、赤小豆、白扁豆、山药、豇豆、黑豆、木耳、百合、马铃薯、鹌鹑蛋、胡萝卜、大白菜等。

（二）根据五味选择食物

1. 甘味食物

甘味食物具有补虚和中、健脾养胃、缓急止痛等功效，多用于预防和治疗脾胃虚弱、气血不足、运化无力等所导致的疾病，如山药补中益气、大枣健脾补血、狗肉温肾助阳等。

2. 淡味食物

淡味食物具有健脾渗湿、利尿消肿等功效，多用于水肿、小便不利、脾胃虚弱等病证，如白扁豆、莲子、芡实、山药、冬瓜、茯苓、葫芦、荠菜、南瓜等。

3.咸味食物

咸味食物具有软坚、散结、泻下等作用，多用于治疗癥瘕积聚、便秘等，如海带、海蜇、海藻、紫菜、海虾、海参等。

4.酸（涩）味食物

酸（涩）味食物具有收敛固涩、生津止泻、涩精止遗等功效，多用于肝气升发太过、虚汗、久泻久痢、遗精、带下过多等滑脱之证，如乌梅、五味子、橘子、苹果、葡萄、芡实、银杏等。

5.辛味食物

辛味食物具有发散行气、化湿、开胃的作用，多用于表证、气滞血瘀、纳呆厌食或食欲不振、水肿、痰湿内停、肢体沉重等，如大葱、生姜、芫荽、荆芥、薄荷、藿香、橘皮、薤白、洋葱、大蒜、花椒、桂皮等。

6.苦味食物

苦味食物多具有清热燥湿、泻下通便、止咳平喘等功效，多用于热性体质或热证、肿瘤、咳喘、大便秘结、脑出血等，如鱼腥草、苦瓜、百合、香椿、藏青果、芦笋、莲子、蒲公英等。

三 食物的配伍

在一般情况下，食物多采用单独食用，但为了增强食物的食疗效果和可食性，以及营养保健作用，也常常把不同的食物搭配食用。食物的这种搭配关系称为食物的配伍。食物之间或食物与药物通过配伍，由于相互影响的结果，使原有性能有所变化，因而可产生不同的效果，即有不同的配伍关系。根据食疗的具体情况，可以概括为以下四个方面：

（一）相须相使

性能基本相同或某一方面性能相似的食物互相配合，能够不同程度地增强原有食疗功效和可食性。如当归生姜羊肉汤中，温补气血的羊肉与补血止痛的当归配伍，可增强补虚散寒止痛之功；与生姜配伍可增强温中散寒的效果，同时还可去除羊肉的腥膻味以增强其可食性。又如二鲜饮中，鲜藕与白茅根均能凉血止血，相互配伍可增强清热凉血、止血的功效，亦较可口。又如菠菜猪肝汤，菠菜与猪肝均能养肝明目，相互配伍可增强补肝明目之功效，长于治疗肝虚目昏或夜盲症等。这种配伍关系是食物相宜配伍中最常用的一种，应当充分加以利用。

（二）相畏相杀

当两种食物同用时，一种食物的毒性或副作用能被另一种食物降低或消除。在这种相互作用的关系中，前者对后者来说是相畏，而后者对前者来说是相杀。如经验认为大蒜可防治蘑菇中毒，橄榄可解河豚、鱼、蟹引起的轻微中毒，蜂蜜、绿豆可解乌头、附子毒等，均属于这种配伍关系。

（三）相恶

两种食物同用后，由于相互牵制，使原有的功能降低甚至丧失。如人参能大补元气，配合莱菔子同用就会损失或减弱补气的功能。

（四）相反

两种食物同用时，能产生毒性反应或明显的副作用。据前人记载有蜂蜜反生葱、忌土茯苓，柿子反螃蟹等。如药食合用，则有猪肉反乌梅、桔梗，同时畏杏仁、百合；猪血忌地黄、首乌同服；猪心忌与吴茱萸同食；鳖肉忌薄荷、苋菜；鲫鱼反厚朴，忌砂仁、天冬、沙参；鸡肉忌与芥子同服；羊肉反菖蒲；生菜忌山药等。

在多数情况下，食物通过配伍后，不仅可以增强原有的功效，而且还可以产生新的功效。因此，食物配伍使用较之单一的食物有更大的食疗价值和较广的适应范围。

四、食疗禁忌

不同食物均有各自的特性或偏性，因此在防治疾病时应根据辨证施食的原则有针对性地选择营养与功效显著的食物，如果应用不恰当或滥用，不但于治疗疾病无补，而且可产生不良反应。故用相宜食物治病养病，称为食疗或食养；而不相宜食物则应禁之，称之为禁口或忌口。因此，中医食疗应重视各种食物禁忌及不同疾病的食物禁忌。

（一）食物禁忌

食物禁忌习称食忌、忌口，是指在某种情况下某些食物不能食用，否则会导致身体状况出现偏差，甚至引起病变。食疗学认为，不同食物性能（偏性）有差异，尽管都有可食性和营养功能，但在防治疾病时，是有一定范围的，如果滥用即可产生不良反应和副作用。常见食物禁忌如下：

1. 配伍禁忌

一般情况下，食物都可以单独食用，有时为了矫味或提高某方面的作用，常常将不同食物搭配起来食用，其中有些食物不宜在一起配合应用，即所谓配伍禁忌。据文献记载，柿子忌螃蟹，葱忌蜂蜜，甲鱼忌苋菜等。

2. 胎产禁忌

妇女胎前产后饮食应有不同。妊娠期由于胎儿生长发育的需要，机体的阴血相对不足，而阳气则偏盛，因此凡辛热温燥之物不宜食用，即所谓"产前宜凉"。产后随着胎儿的娩出，气血均受到不同程度的损伤，机体常呈虚寒状态，同时多兼瘀血内停，此时凡属寒凉、酸收、辛酸、发散之品均应忌食，故有"产后宜温"之说。

3. 偏食当忌

五味各有所偏，适时适量搭配食物会益于身体健康，过食易致弊，如经常食用猪肉易发胖、多痰。偏食鱼则易出现火旺证，所以有"肉生痰，鱼生火"

之说。

（二）药食同用禁忌

中医食疗中常将食物与药物、调料一起应用，是取药物之性，用食物之味，食借药力，药助食威，两者相辅相成，相得益彰，突出药食同源的优势，发挥中医特色，以防治疾病或改善虚弱状态，强身健体，延年益寿。但部分食物与药物同用会降低中药原有的疗效（如人参与萝卜、茶叶），甚至产生毒副作用（如鲫鱼与厚朴等）。

（三）四时进食禁忌

一年四季，春夏秋冬，气候交替，周而复始。人类为了适应自然的变化，必须"顺四时而适寒暑"。

早春时节，乍暖还寒，要少吃黄瓜、冬瓜、茄子、绿豆芽等寒性食物，多吃些葱、姜、蒜、韭菜、芥菜等温性食物，以祛阴散寒使春阳上升。暮春气温日渐升高，应以清淡饮食为主，在适当进食优质蛋白类食物及蔬果之外，可饮用绿豆汤、酸梅汤、绿茶等；不宜进食羊肉、狗肉、麻辣火锅，以及辣椒、花椒、胡椒等大辛大热之品，以防邪热化火，变成疮、痈、疖等疾病。

夏日炎热，忌食狗肉、羊肉、辣椒等辛温之品，宜食用绿豆、金银花、西瓜、梨等清热养阴之品。

秋天气候干燥，易伤肺金，故忌辛辣、干燥的食物以及炒货等，宜进食梨、蜂蜜、芝麻等滋润之品。

冬天气候寒冷，寒邪易伤肾阳，因此不宜过食生冷瓜果及冷性或偏寒凉性的食物，宜进食温热性的食物，如核桃、羊肉等。

（四）病中禁忌

病中禁忌是指在患病的过程中不宜食用或禁用的食物。阳虚忌寒凉，阴虚忌温燥。如寒性病患者，应忌食寒凉、生冷食物等；热性病患者，应忌食温燥、伤阴食物及烟、酒等；失眠患者，忌喝浓茶、咖啡类易兴奋的饮品；

水肿患者，忌咸食；消渴患者，忌食糖及含糖量高的食物等；脑血管病、心脏病、高血压患者，应忌食肥肉、脂肪含量高的食物及动物内脏等；黄疸胁痛者，应忌食动物脂肪、辛辣食物及烟、酒等；皮肤病患者，应忌食鱼、虾、蟹等腥膻发物及辛辣刺激性食物等；动脉硬化、高血压患者，忌食人参；慢性支气管炎、支气管哮喘、肺气肿患者，尤其是肺功能不全者，切忌睡前喝酒，否则易在睡眠中出现呼吸不规则，甚至呼吸停止等导致生命危险的情况。

西方营养治疗的基本原则

在上文中可了解到我国的营养学发展轨迹，是跟随着世界营养学的发展并与之同步的。目前，国内的营养学通过人口营养普查符合我国国情，同时也参照了国际上的最新研究成果。因此，中国的营养治疗方法，大部分和西方营养治疗方法相同，下面将具体详述。在自然疗法方面，中西方开始显现出差异：中国的营养治疗起源于中医药的"药食同源"，使用天然药物而少用提取物；西方自然营养治疗则开始使用先进的提取手段，以营养素复合物的方式进行营养治疗。

一、西方营养治疗方法——基本人体所需营养组成及中国居民平衡膳食宝塔

（一）基本人体所需营养组成

人体组织器官的运行和新陈代谢，都离不开基本的营养素。人体的活动能量也来源于各种营养素，所以均衡的营养是维持健康的重要因素。目前所知，人体需要的营养素共有 45 种，分为宏量营养素和微量营养素。宏量营养素包括蛋白质、碳水化合物和脂肪；微量营养素包括维生素及矿物质；水和

纤维素一般不归于营养素范畴，但却是生命的要素。

1. 蛋白质

功能：细胞是由蛋白质组成，蛋白质约占人体体重的 20%，是唯一能修复人体器官的物质。人体除胆汁和尿液外都由蛋白质构成。人体代谢、激素、免疫物质等大都是蛋白质；人体大部分营养也是靠蛋白质去调动运送，没有蛋白质就没有生命。蛋白质可以促进伤口愈合，有助于安神和增强神经功能。

缺乏蛋白质的症状：口干、胃口不好、头发开叉、感觉容易疲倦、免疫力下降、易感冒、大脑迟钝、记忆力差、性能力差。

成年人按体重千克数补充：按体重 1 千克补 1 克。但男性不超过 75 克 / 天，女性不超过 65 克 / 天。两岁以上小孩每天需补 40 克以上。

注意事项：如果食用过量，会加重肾脏负担。因为当人体摄入蛋白质食物的时候，消化系统会把它分解成氨基酸、尿素和其他废物进入血液循环，肾脏则把尿素从血液中分离出来通过尿液排出体外。蛋白质跟骨骼健康也息息相关，美国普渡大学食物营养中心发现，蛋白质摄入过量会导致钙质流失。

相关知识：很多含高蛋白质的食物往往含有一些有害成分，像肉类中的饱和脂肪酸会导致动脉堵塞，还有所含胆固醇容易造成心脏冠状动脉堵塞，导致心肌梗死、心绞痛等心血管疾病等。而豆类及豆制品中所含的大豆蛋白不仅对人体有益，更容易吸收，并且不含饱和脂肪酸。

食补来源：豆腐、豆制品；芝麻、瓜子、核桃、杏仁、松子等干果类蛋白质的含量均较高。

2. 维生素（A、B、C、D、E）

维生素是维持生命的要素，故也被称为"维它命"。它的总体功能是帮助消化、吸收营养。维生素分为维生素 A、维生素 B、维生素 C、维生素 D、维生素 E、维生素 P 等，都是人体不可缺少的营养素。

（1）维生素的 A 的功能：预防夜盲症、视力减退，保持皮肤和黏膜正常，维持免疫机能。

缺乏维生素 A 的症状：视力减退，皮肤粗糙，指甲易断，易感冒，易得肺炎。

食物来源：菠菜、胡萝卜、油菜等。

（2）维生素 C 的功能：具有抗酸化、抗癌及解毒作用，强化血管、皮肤、骨骼等。

缺乏维生素 C 的症状：发烧，牙龈出血，长斑，患前列腺炎等。

食物来源：各类蔬菜水果中含大量维生素 C，特别是樱桃、番石榴、红椒、草莓、橘子等。

（3）维生素 B 的功能：维生素 B 包括维生素 B_1、维生素 B_2、维生素 B_6、维生素 B_{12}、烟酸、泛酸、叶酸等。这些 B 族维生素是推动人体代谢，把糖、脂肪、蛋白质等转化成热量时不可缺少的物质。

缺乏维生素 B 的症状：反应迟钝，爱发呆，易烦躁，厌食，患口内炎，孕妇吐。如果缺少维生素 B，则细胞功能马上降低，引起代谢障碍，这时人体会出现怠滞和食欲不振。喝酒过多等导致肝脏损害等许多情况是和维生素 B 缺乏症并行的。

食物来源：含有丰富维生素 B_1 的食品包括小麦胚芽、大豆、花生、胚芽米等；含有丰富维生素 B_2 的食物包括菇类、小麦胚芽等；含有维生素 B_6、维生素 B_{12}、烟酸、泛酸和叶酸等的食品包括酵母、豆类、坚果类、紫菜、菠菜等。其中的维生素 B_1 在人体内无法贮存，所以应每天补充。

（4）维生素 D 的功能：主要是促进钙的吸收和利用，保持牙齿和骨骼健康，帮助婴儿骨骼和牙齿正常发育，预防骨折等。

缺乏维生素 D 的症状：儿童软骨病、成年人牙易脱落、有蛀牙、"O"形腿、佝偻病、骨质疏松。更年期妇女对维生素 D 的需求要比常人大得多，即使每天吃富含维生素 D 的食品（实际上很少有人能做到）并且已经达到每日

200 国际单位的成人推荐摄入量，仍不足以控制髋骨骨流失和降低。

维生素 D 中毒与缺乏的症状相似，当怀疑有此危险时，应该尽快到医院进行治疗。

食物来源：酵母和蘑菇。1000 克香菇中的维生素 D 含量可达 1000 国际单位，是鱼肝油的 10 倍。正常成年人每天需要 400 单位的维生素 D，按这一标准，人们每天只要吃 3~4 个经日光晒干的香菇，就能满足机体代谢的需求。

（5）维生素 E 的功能：维生素 E 又名生育酚或产妊酚，能维持生殖器官的正常机能，对机体的代谢有良好的作用。此外，维生素 E 对月经过多、外阴瘙痒、夜间性小腿痉挛、痔疮症具有辅助治疗作用。近年来，维生素 E 又被广泛用于抗衰老方面，认为它可消除脂褐素在细胞中的沉积，改善细胞的正常功能，减慢组织细胞的衰老过程，保持血管年轻。

缺乏维生素 E 的症状：月经不调、中风、不孕、流产等。成人正常情况下建议每日摄取量是 8~10 单位（IU）。

食物来源：小麦胚芽、豆类、菠菜、甘蓝菜里都含有丰富的维生素 E。

3. 脂肪

男性体脂占人体体重的 15%~18%；女性体脂占人体体重的 20%~25%。

功能：脂肪主要供给人体热能，具有保持体温的作用；还能保护人体器官，输送营养；还可以保护眼球、内脏、血管、神经不受损，滋润皮肤不干燥；还能促进脂溶性维生素 A、D、E、K 的吸收，为人体组织所利用。

脂肪的供给要适量，以每日每千克体重约 4 克为益。

缺乏脂肪的症状：若脂肪供给不足，容易导致体重不增，脂溶性维生素缺乏；若脂肪供给过多，会引起消化不良、食欲不振、容易肥胖，导致心血管疾病。

动物性食物所含脂肪多为对人体有害的饱和脂肪酸；植物性食物中以坚果类含脂肪量最高，最高可达 50% 以上，不过其脂肪组成多以亚油酸为主，所以是对人体有益的多不饱和脂肪酸的重要来源。

食物来源：植物油，大豆、花生等坚果。

4. *矿物质*

我们每天都需要摄入适量的矿物质以保证人体健康所需。自然界中存在92 种矿物质，其中有 14 种是我们身体所需的基本矿物质，这些矿物质主要是保证我们身体各个部位（骨骼、牙齿、头发、血液、神经和皮肤）的生长发育及合成身体所需的维生素、生化酶和激素。这 14 种矿物质包括钙、铬、铜、氟、碘、铁、镁、锰、钼、磷、钾、硒、钠和锌。他们构成了我们牙齿和骨骼的主要成分，并合成我们身体中的细胞和生化酶。矿物质能够调节我们身体中的体液并控制神经脉冲的活动，有些矿物质还能提供细胞所需的氧分并清除体内生成的二氧化碳。

食物来源：水果、蔬菜、坚果、豆类都是富含矿物质的食物。生长在地下的马铃薯自然吸收了土壤中的多种矿物质，可以说是矿物质宝库，马铃薯含有我们人体所需 14 种矿物质中的 9 种。

（1）钙

钙是骨骼、牙齿及软组织的重要成分。缺钙易得佝偻病、骨质疏松症、心血管病等。人体缺钙比较普遍，补钙最关键的是人体能否吸收，能否沉积于骨组织内。矿泉水中钙镁含量较多，而且钙镁含量比例相当，易被人体小肠吸收，进入细胞外液，并沉积于骨组织内。因此，含钙矿泉水是人体获得钙的一种钙源。成人每天需摄入钙 1 100 毫克左右。

（2）镁

镁是骨骼的成分，与钙有类似作用。能激活许多酶，促进细胞内新陈代谢，调节神经活动，预防心血管病等。成人每日需摄入镁 310 毫克左右。

（3）钾

钾是细胞内液的主要离子，对细胞内液的渗透压、酸碱平衡的维持具有重要作用。钾能激活一些酶，能保持神经肌肉兴奋，维持细胞新陈代谢。成人每日需摄入钾 3300 毫克左右。

（4）钠

钠是机体组织和体液的固有成分，它对维持细胞系统和调节水盐平衡起着重要作用。钠是肌肉收缩、调节心血管功能和改善消化系统功能不可缺少的元素。成人每日需摄入钠 4 400 毫克左右。

（5）碳

二氧化碳是碳酸矿泉水的主要成分。饮用碳酸矿泉水能增进消化液的分泌，促进胃肠蠕动，助消化，增强食欲。还可增强肾脏水分排出，起洗涤组织和利尿作用。因此对治疗消化道肠胃病、胃下垂、十二指肠溃疡、慢性肝炎、便秘、胆结石、肾盂肾炎、卡他性膀胱炎，以及慢性喉炎、支气管炎等都具有较好疗效。碳是人体必需的宏量元素。

（6）硅

硅以偏硅酸形式存在于水中，易被人体吸收。偏硅酸矿泉水是我国开发利用最多和最受欢迎的一种水。硅分布于人体关节软骨和结缔组织中，硅在骨骼钙化过程中具有促进骨骼生长、发育的作用。硅还参与多糖的代谢，是构成一些葡萄糖氨基多糖羧酸的主要成分。硅还与心血管疾病有关，据统计显示，含硅量高的地区，冠心病死亡率低；而含硅量低的地区，冠心病死亡率高。硅可软化血管，缓解动脉硬化，对甲状腺肿、关节炎、神经功能紊乱和消化系统疾病有防治作用。成人每日需摄入硅 3 毫克左右。

（7）锶

锶元素是人体骨骼和牙齿的正常组成部分。锶还与神经肌肉的兴奋和心血管病有关，锶可强壮骨骼、防治心血管病，促进新陈代谢。成人每日需摄入锶 1.9 毫克左右。

（8）锂

锂能改善造血功能，提高人体免疫机能。锂对中枢神经活动有调节作用，能镇静、安神，控制神经紊乱。锂可置换替代钠，防治心血管疾病。成人每日需摄入锂 0.1 毫克左右。

（9）硒

硒是人体内谷胱甘肽过氧化酶的主要成分，参与铺酶的合成，保护细胞膜的结构，硒能刺激免疫球蛋白及抗体的产生，增强体液和细胞免疫力，有抗癌作用。硒还有抗氧化作用，使体内氧化物脱氧。硒具有解毒作用，能抵抗和减低汞、镉、铊、砷的毒性，提高视力。成人每日需摄入硒 0.068 毫克左右。

（10）铁

铁是人体血液中运输和交换氧所必需的成分。铁参与血蛋白、细胞色素及各种酶的合成，促进生长。人体缺铁会发生小细胞性贫血、免疫功能下降和新陈代谢紊乱等。成人每日需摄入铁 15 毫克左右。

（11）锌

锌是核酸和蛋白质合成的构成要素，参与多种酶的合成。锌能促进人体生长发育，对婴儿更为重要。锌能增强机体免疫力和性功能，还能增强创伤组织的再生能力，加快受伤和手术部位愈合。锌能使皮肤更健美，使人变得更聪明。锌还能改善味觉，增加食欲。锌被誉为"生命的火花""智慧元素"。成人每日需摄入锌 14.5 毫克左右。

（12）碘

碘是甲状腺的重要组成部分。碘具有促进蛋白合成、活化多种酶、调节能量转换、加速生长发育、促进伤口愈合、保持正常新陈代谢的重要生理作用。人体缺碘会导致甲状腺肿大、发育停滞、痴呆等症状。成人每日需摄入碘 0.2 毫克左右。

（13）溴

溴对人体的中枢神经系统和大脑皮质的高级神经活动有抑制和调节作

用，可镇静、安神。溴广泛应用于治疗神经官能症、植物神经紊乱、神经痛和失眠等。成人每日需摄入溴 7.5 毫克左右。

（14）铜

铜在人的机体内以铜蛋白形式存在。铜具有造血、软化血管、促进细胞生长、壮骨骼、加速新陈代谢、增强防御机能的作用。缺铜能使血液中胆固醇增高，导致冠状动脉粥状硬化，形成冠心病。缺铜能引起白癜风、白发等黑色素缺失症，甚至双目失明、贫血等。成人每日需摄入铜 1.3 毫克左右。

（15）钴

钴是人体内维生素和酶的重要组成部分，其生理作用是刺激造血，参与血红蛋白的合成，促进人体生长、发育。缺钴可导致恶性贫血，心血管、神经系统疾病和舌、口腔炎等。成人每日需摄入钴 0.39 毫克左右。

（16）钼

钼是人体黄嘌呤氧化酶、醛氧化酶的重要成分。钼参与细胞内电子的传递，抑制病毒在细胞内繁殖，具有防癌作用。钼可溶解肾结石，以利排出体外。成人每日需摄入钼 0.34 毫克左右。

（17）镍

镍参与生物反应，刺激生血机能，使胰岛素增加，血糖降低。缺镍容易得皮炎、支气管炎等。成人每日需摄入镍 0.6 毫克左右。

（18）铬

铬能协助胰岛素发挥正常的生理作用，维持正常糖代谢，促进人体生长发育。缺铬会导致动脉粥样硬化、糖尿病、胆固醇增高、心血管疾病等。成人每日需摄入铬 0.25 毫克左右。

（19）锰

锰是人体中多种酶系统的辅助因子，它参与造血过程和脂肪代谢过程，具有促进生长、强壮骨骼、防止心血管疾病的功能。成人每日需摄入锰 4.4 毫克左右。

（20）钒

钒存在于人体脂肪中，起氧化还原作用，对脂肪代谢有一定作用。钒参与造血，促进生长发育。成人每日需摄入钒 0.116 毫克左右。

（21）砷

砷在水中以偏砷酸形式存在，能改善造血功能，有活血作用，促进组织细胞生长和杀菌作用。少量砷对人体有益，过量有害。饮用矿泉水限量为 0.05 毫克／升。

（22）氟

氟是形成坚硬的骨骼和牙齿必不可少的元素，以氟化钙的形式存在，对骨骼和牙齿的健康生长起着重要作用。缺氟可造成龋牙（蛀牙）。成人每日需摄入氟 2.4 毫克左右。

（23）氡

氡是放射性元素镭在蜕变过程中产生的一种放射性气体，稍溶于水。氡的蜕变半衰期为 3.8 天，经过 30 天可完全消失。矿泉水中氡含量不高，放射出的射线能量很低，对人体一般不会产生危害。氡进入人体通过三种形式发生作用：一是在皮肤上形成放射性活性薄膜，对人体产生刺激作用；二是通过呼吸道进入体内，再经呼吸道排出体外；三是氡穿透皮肤或黏膜进入人体，之后随着血液分布全身，又通过肺部和泌尿、消化系统排出体外。氡水在医疗方面广泛应用于浴疗、饮疗和吸入疗。无论饮用或洗浴，都能促进皮肤血管收缩和扩张，调节心血管机能，改善血液循环。可治疗高血压、冠心病、心肌炎、心血管疾病等。氡对神经系统有调节作用，可镇静、止痛和起催眠作用。对周围神经炎、关节炎、坐骨神经痛、神经性皮炎、牛皮癣等有良好疗效。氡对内分泌和机体代谢有促进作用，可治疗糖尿病，改善肝功能，对生殖腺机能有促进和调节作用，能延缓衰老，恢复青春，故有人称氡泉为"返老还童泉"。

5. 碳水化合物

功能：碳水化合物是人体热量的主要来源，转化成能量后用于维持脂肪的正常代谢，为人体提供动力。

膳食中缺乏碳水化合物将导致全身无力、疲乏、血糖含量降低，并产生头晕、心悸、脑功能障碍等不适症状，严重者会导致低血糖昏迷。当膳食中碳水化合物过多时，就会转化成脂肪贮存于体内，使人过于肥胖而导致各类疾病，如高血脂、糖尿病等。

每日所需：成人每天约需 2500 千卡热量（按体力不同而不同），超出吸收的热量会转变为脂肪储存起来。

食物来源：蔗糖、谷物（如大米、小麦、玉米、大麦、燕麦、高粱等）、水果（如甘蔗、甜瓜、西瓜、香蕉、葡萄等）、坚果、蔬菜（如胡萝卜、番薯等）等。

6. 膳食纤维素

纤维素虽然本身不属于营养素，却是人体不可少的物质，它的作用是清除体内垃圾。

功能：营养学研究表明，多吃高纤维食物有四大好处：一是改善胃肠道功能，能够防治便秘、预防肠癌；二是改善血糖生成反应，降低餐后血糖含量，帮助治疗糖尿病；三是降低血浆中的胆固醇含量，防治高脂血症和心血管疾病；四是控制体重，减少肥胖病的发生。

缺乏症状：便秘、痔疮、十二指肠溃疡。

食物来源：蔬菜、水果、麦片、粗粮等。

（二）《中国居民膳食指南（2007）》

该指南是在 1997 年膳食指南版本基础上进行修订的新版本，是由"一般人群膳食指南""特定人群膳食指南"和"平衡膳食宝塔"三部分组成。"中国居民平衡膳食宝塔"是根据《中国居民膳食指南》并结合中国居民的膳食结构特点设计的。它把平衡膳食的原则转化成各类食物的重量，并以直观的宝塔形式表现出来，便于人们理解和在日常生活中参照、比对、应用。

　　中国居民平衡膳食宝塔中建议的每人每日各类食物适宜摄入量范围适用于一般健康成人，在实际应用时要根据个人年龄、性别、身高、体重、劳动强度、季节等情况适当调整。年轻人、身体活动强度大的人需要的能量高，应适当多吃些主食；年老、活动少的人需要的能量少，可少吃些主食。能量需求的多少是决定食物摄入量的首要因素，正常情况下，人们的进食量可自动调节，当一个人的食欲得到满足时，对能的需要也就会得到满足。对于正常成人，体重是判定能量平衡的最好指标，每个人应根据自身的体重及变化适当调整食物的摄入量，主要应调整的是含能量较多的食物。中国居民平衡膳食宝塔提出了一个营养搭配比较理想的膳食模式，它所建议的食物量，特别是奶类和豆类食物的摄入量可能与大多数人当前的实际膳食结构还存在一定距离，对某些贫困地区来讲可能距离还很远，但为了改善中国居民的膳食营养状况，这是不可或缺的。

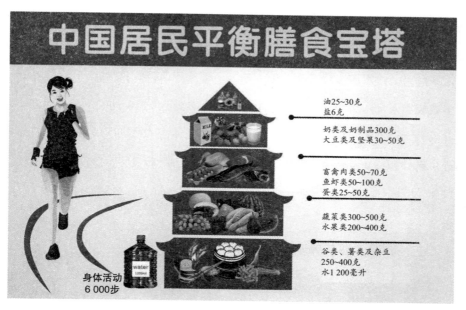

中国居民平衡膳食宝塔共分五层，包含我们每天应吃的主要食物种类，各层位置和面积不同，这反映出各类食物在日常膳食组合中的地位和应占的比重。谷类食物位居底层，每人每天应该吃250~400克；蔬菜和水果居第二层，每天应吃300~500克蔬菜和200~400克水果；鱼、禽、肉、蛋等动物性食物位于第三层，每天应该吃125~225克（鱼虾类50~100克，畜、禽肉50~75克，蛋类25~50克）；奶类和豆类食物合居第四层，每天应吃相当于鲜奶300克的奶类及奶制品和相当于干豆30~50克的大豆及制品；第五层塔顶是烹调油和食盐，每天烹调油不超过30克，食盐不超过6克。中国居民平衡膳食宝塔没有建议食糖的摄入量，主要是我国居民平均吃糖的量还不多，对健康的影响还不大，但多吃糖有增加龋齿的危险，尤其是儿童、青少年不应吃太多的糖和含糖高的食品及饮料。饮酒的问题在《中国居民膳食指南（2007）》中已有说明。

新的中国居民平衡膳食宝塔图增加了水和身体活动的形象，强调足量饮水和增加身体活动的重要性。水是膳食的重要组成部分，是一切生命必需的物质，其需要量主要受年龄、环境温度、身体活动等因素的影响。生活在温和气候条件下的轻体力活动的成年人每日至少饮水1 200毫升（约6杯）。在高温或强体力劳动的条件下，应适当增加。饮水不足或过多都会对人体健康带来危害。饮水应少量多次，要主动，不要感到口渴时再喝水。目前我国大多数成年人身体活动不足或缺乏体育锻炼，应改变久坐少动的不良生活方式，养成天天运动的习惯，坚持每天多做一些消耗体力的活动。建议成年人每天进行累计相当于步行6 000步以上的身体活动，如果身体条件允许，最好进行30分钟中等强度的运动。

二、判断需要营养调整的人群

营养学常应用于单位、公司、幼儿园食堂，以进行不同群体的营养评估，借以调整一段时间内的菜单及烹饪方式。在临床中，也有一些特殊疾病患者需要特别的营养评估：

1. 孕产妇、新生儿、幼儿、吞咽困难人群、胃肠道疾病患、**晚期癌症患**者等特殊人群遇到手术禁食、代谢性疾病、重要脏器器质性疾病等情况时，需介入营养评估。

2. 本身存在内分泌疾病，如糖尿病、甲状腺功能亢进的患者，其自身对营养的吸收利用有障碍或亢进者，在膳食营养上需有营养师计算及调配合理饮食，以配合临床治疗及减少因营养缺乏、过量等导致的急性并发症的发生。

3. 孩子发育过程中遇到的发育不良、肥胖等需要膳食调整者，也需介入营养评估。

三、营养评估的标准

营养评估是第一步，也是最基础的营养学内容。只有知道个体的营养评估结果，才能进行下一步的营养治疗、膳食调整。营养评估的内容包括体格测量评价，膳食结构评价，能量和营养素摄入量评价，能量餐次分配评价，能量来源分布评价，蛋白质的来源分布评价。下面我们仅对各项评价内容进行简述，若要获得更为详细的临床营养评估指导，请参考相关书籍。

1. 在体格测量评价中，特别强调测量工具量度标准化、测量方式标准化。成人体格测量营养学指标包括体质指数（body mass index，BMI），腰臀比（WHR），皮皱厚度。部分指标的标准可分为国际标准、亚太地区标准及国内标准。

2. 目前世界膳食结构可分为四种：以动植物食物平衡的膳食结构（其代表为日本）；以植物性食物为主的膳食结构（许多发展中国家为代表）；以动物性食物为主的膳食结构（发达国家代表）；地中海膳食结构（地中海周边国

家）。中国目前部分地区以植物性食物为主，部分地区以动物性食物为主，属于混合型膳食结构。

3.能量和营养素摄入量的评价方法很多，也相对较为复杂。大都通过膳食调查，记录不同食物的摄取量来计算总体摄入的蛋白质、脂肪、碳水化合物等营养素的总量，继而判断日常生活中膳食分配是否合理。

4.能量餐次分配评价、能量来源分布评价：前者为评价三餐能量分布是否平均的方式，后者则对三餐食物供能多少以及种类是否多样进行评估。具体供能及种类类别可参见《中国居民膳食指南（2007）》。

5.蛋白质来源分布评价：对膳食蛋白质的评价不但要考虑其数量，还要对其质量进行分析评价。一般认为，合理膳食应在蛋白质数量足够（成人70克）的基础上，优质蛋白质（动物性蛋白及豆类蛋白）应占总蛋白质的1/3以上。优质的膳食蛋白质最好来源于"完全蛋白质"（完全蛋白质是指含必需氨基酸种类齐全、数量充足、相互间比例适当，接近于人体蛋白质的氨基酸模式的食物蛋白质。用此类蛋白质作为膳食蛋白质的唯一来源时，不仅能维持人体生命健康，而且能促进生长发育）。由于各种食物蛋白质中必需氨基酸组成及含量比值不同，人们往往将富含某种氨基酸和缺乏该种氨基酸的食物混合食用，互相取长补短，以提高其生物学价值，是仅次于摄取完全蛋白质的膳食方式。

四、食品营养强化剂

人们根据营养需要向食品中添加一种或多种营养素或者某些天然食品，以此提高食品营养价值的过程称为食品营养强化，简称食品强化。这种经过强化处理的食品称为强化食品，所添加的营养素或含有营养素的物质（包括天然的和人工合成的）称为食品营养强化剂。在某些食品中强化人体所必需的营养素，既能提高食品中营养素的价值，又能增强机体对营养素的生物利用率，是改善人们营养状况既经济又有效的途径，这在很多国家的具体实践中已经得到验证。

美国 FDA1992 年允许的营养素达 22 种，瑞典 1982 年允许的营养素达 24种，欧共体也是 24 种。我国于 1998 年明确规定可作为强化的营养素有 31 种（共 97 种化合物），其中氨基酸及含氮化合物 2 种，维生素 17 种，微量元素10 种，以及 2 种脂肪酸。

（一）食品营养强化剂的种类

在我国，食品营养强化剂主要包括矿物质类、维生素类、氨基酸类和其他营养素类共四类。矿物质类包括钙、铁、锌、硒、镁、钾、钠、铜等；维生素类包括维生素 A、维生素 D、维生素 E、维生素 C、B 族维生素、叶酸、生物素等；氨基酸类包括牛磺酸、赖氨酸等；其他营养素类包括 DHA、膳食纤维、卵磷脂、益生元、核苷酸等。

（二）食品营养强化的意义

1. 弥补天然食物的缺陷，使其营养趋于均衡

在人类的天然食物中，几乎没有一种单纯食物可以满足人体的全部营养需要，由于受到各国人民的膳食习惯、不同地区的食物品种及生产、生活水平等的限制，人们很少能在日常膳食中获取所有的营养素，久而久之，往往会出现某些营养上的缺陷。根据营养调查，各地普遍缺少维生素 B_2，食用精白米、精白面的地区缺少维生素 B_1，果蔬少的地区常缺乏维生素 C，而内地往往缺碘。这些问题如能在当地的基础膳食中有的放矢地通过营养强化来解决，就能有效减少和防止疾病的发生，增强人体体质。

2. 弥补营养素的损失，维持食品的天然营养特性

食品在加工、贮藏和运输过程中往往会损失某些营养素，如精白面中维生素 B1 已损失了相当大的比例。同一种原料，因加工方法不同，其营养素

的损失也不同，因此，在实际生产中，应尽量减少营养素在食品加工过程中的损耗。

3. 简化膳食处理流程，增加食用方便程度

由于天然的单一食物仅能供应人体所需的某些营养素，人们为了获得全面的营养需要，就要同时食用好多种类的食物，食谱比较广泛，膳食处理也就比较复杂，采用食品强化可以克服这些复杂的膳食处理过程。

4. 适应特殊职业的需要

军队以及从事矿井、高温、低温作业和某些易引起职业病的工作人员，由于劳动条件特殊，均需要高能量、高营养的特殊食品。而每一种工作对某些特定营养素都有特殊的需要，因而这类强化食品极为重要，现今已逐渐广泛应用。

5. 提高食品的感官质量，改善食品的保藏性能

某些营养强化剂可提高食品的感官质量及改善食品的保藏性能，如维生素 E、卵磷脂、维生素 C 既是食品中主要的强化剂，又是良好的抗氧化剂。

（三）常见的营养强化食品

当我们走进超市，可以见到各种类型的营养强化食品，比较典型的有含碘盐、中老年奶粉、高钙低脂奶、强化铁酱油等等。根据不同的人群所需要的营养素，可以在超市自行选配。

大众只需明白食品营养标签所注信息，能读懂营养说明，就可以选择到适合自己的产品。

五、营养补充剂

（一）营养补充剂的定义

人体有四十多种营养素无法自身合成，必须从外界食物中摄取，但在现

代社会中，基于生活压力、环境污染、药物的使用、不良饮食习惯和烹饪等原因，由此导致现代人普遍缺乏营养素。补充足够的营养素不仅可以保证机体的正常运转，而且能够预防和降低某些疾病的发病概率。营养素摄入不足或者营养失衡均可称之为"隐性饥饿"，是导致多种慢性病和亚健康的重要原因。而膳食营养补充剂的主要功能就是补充人体所缺乏的各类营养素及调整营养摄入的失衡。

营养补充剂又称膳食补充剂（dietary supplement）、饮食补充剂（food supplements）、营养素补充剂、营养品等。其特征是药品形态、食品属性，属于食品的特殊类别。含有三种以上（含三种）维生素、矿物质的营养素补充剂，可称为复合或多种营养素补充剂。

参考美国国会、FDA、欧盟的相关规定，"营养补充剂"的定义为：口服的含有补充膳食成分的产品，包括维生素、矿物质、氨基酸、纤维素、草药制品及其他许多可以广泛利用的成分，其剂型有片剂、胶囊、粉剂、口服液等。

营养补充剂有如下几个特点：

1. 它是作为膳食以外的补充，量较少（我国对营养素补充剂的要求是每日食用量冲剂不得超过 20 克，口服液不得超过 30 克）；

2. 不以补充能量为目的；

3. 剂型为片剂、胶囊、冲剂、口服液（不同于强化食品，载体并非食物）；

4. 包括某些保健品（功能性食品）；

5. 口服，不同于肠外营养制剂（静脉营养）。

（二）有关营养补充剂的声明

国内外生产营养补充剂的厂家非常多，国内常见的有直销和非直销两种类型的厂家。厂家宣传各种产品能辅助治疗各种疾病，被人们误认为可以代替药物去治疗疾病。国内外的营养专家都声明，营养补充剂不能被单独应用于某种类型的疾病治疗，但在临床上已经证实可以获得比单独使用药物治疗更有效的结论。在美国已经广泛用于辅助各类疾病的治疗。新型的营养补充剂，已经不是单一营养素的产品，而是从治疗疾病所需营养出发研制的各种营养制剂及草药提取物的复合产品。

另外，没有任何研究说明营养补充剂在任何时候、对任何人都有效果。在进行选择的过程中，需要注意食品、药品警告等说明。服用者的既往病史研究、过敏源、健康状态、药品服用史、基因遗传史和其他的因素都需要考虑进去。在实际选择营养品时，需要判断营养补充剂本身会不会直接导致不良反应，比如过敏。即使是非过敏体质的人，在消化异常的情况下偶尔也会发生不良反应，如果出现服用营养品的不良反应，建议暂停服用。因此，在有执照的营养师推荐下服用营养补充剂才是安全、正确的选择。

（三）营养补充剂亦需要选择天然产品

"来源于食物的营养素"的概念，是指在制作营养补充剂过程中，从动、植物组织中直接提取相关的营养素，而拒绝工业合成和矿石来源的营养素，故能更好地被人体吸收。几乎所有公司提供的营养补充剂都来自土中的"矿物质"或为合成盐形式。矿物盐与食品来源的矿物质在化学生物结构上有本质的不同，而大多数公司都在提供这些非食品来源的工业合成产品。

多克特医疗研究中心声明，他们不会像很多其他公司一样强调自己的维生素是"天然的"，却在供给 USP（美国药典）中的"化工合成维生素"。同时，也不会提供无机工业、酸化、矿石来源的维生素。尽管矿石是"自然产物"，但来自矿石的营养只能很好地被植物所吸收，而不能很好地被人体吸收。植物吸收并消化土中的矿物质后，矿石中的矿物质也不复存在。

本书参编者罗伯特·提尔（Dr.Thiel）曾指导上千的人怎么去使用他们研

发的营养补充剂并调整饮食。他是在第二次世界大战之后第一位在核心医学杂志上发表有关"为什么天然食物结构的维生素比合成维生素优先使用"文章的科学家。还有文章阐述为什么食物来源矿物质优越于工业合成矿物质，阐述为何动物腺体和草药在临床有显著疗效。

很多被医生告知病情没有希望改善的人，但在 Dr.Thiel 的指导和健康管理下病情得到确切改善和缓解。

（四）草药类营养素补充剂

顾名思义，就是从草药中提取的营养素，是针对某类保健需求而生产的补充剂产品。草药类营养素补充剂在国外市场较受欢迎。2011 年，在美国市场上最畅销的植物性膳食补充剂产品前三名为蓝莓（蔓越橘）提取物、锯叶棕和大豆提取物。此外，带有预防或治疗心血管疾病的补充剂（如银杏叶提取物）、抗衰老及增强免疫力的补充剂（如人参）、女性用补充剂（如黑升麻）以及性保健食品（如淫羊藿），也是近两年来美国市场畅销的草药类营养素补充剂产品。

（五）多种营养素补充剂——"复方组合法"创新

除"食物来源的营养素"外，多克特医疗研究中心研制的多款针对不同器官的"多种营养素补充剂"也是非常重要的创新。

比如"心脏力量（cardio-power）"产品，其中包含牛心 / 心脏腺体、山楂和大蒜的提取物；"心脏辅酶 Q_{10} 复合"产品包含素食来源的辅酶 Q_{10}、针叶樱桃、大蒜和山楂提取物；"全面眼健康"产品包含山羊眼组织、针叶樱桃、覆盆子、西兰花、胡萝卜、鱼肝油、小米草、银杏、叶黄素、迷迭香、番茄提取物和玉米黄素。这些产品在原材料选择上，都是针对某种器官恢复的需要，将草药和食物中对该器官恢复有好处的提取物组合起来，形成有治疗靶点的"多种营养素补充剂"。

中医与西方营养治疗的异同点

一、中医与西方营养治疗用食药加工方式不同

（一）中医食疗常用食物分类——按形态与加工方式分类

人们在长期的养生保健和治病防病实践中，将中医食疗用品分为两种类型：①食物单独应用；②食物加药物，经过加工和烹饪后制成的复合食品，以便加强某一方面的营养作用，起到防治疾病的效果。中医食疗所用的膳食烹饪方法主要有炖、焖、蒸、熬、炒、卤、烧等。中医常用的膳食品种及其制备方法如下：

1. 米饭

以粳米、糯米为主，适量加入其他食物或药物，如大枣、龙眼肉、山药、党参等，经蒸煮而成。主要起补气益脾或养血的作用。

2. 粥

粥是以米、谷类等粮食为主，或酌加其他食物或药物，加水煮成半流质状的食物，可分为食粥和药粥两类。食粥有养胃、和胃的作用；药粥是由药食两用中药或中药汁与米同煮而成，是以药治病、以粥扶正的食养及食疗方法。

3. 汤、羹

汤和羹是以肉、蛋、奶、鱼、银耳等滋养补益的食物为原料，或适当配入一些补益而无毒的药物，加入多量的水，用熬煮或煨炖的方法烹制而成。在制作时还可加入适量的调料，使其色、香、味、效齐全。羹的制法与汤相似，两者的区别在于汤较羹稀，羹多加生粉呈胶状。

4. 菜肴

菜肴包括具有治疗或保健作用的荤素食物，其烹饪方法主要有炖、蒸、

煮、熬、炒、爆、煎、渍、余、烧、烩、炸等。多根据不同食物与食疗目的选用不同的烹饪方法。在制作菜肴时，一般要加入适量的调料，这样不仅使菜肴的色、香、味俱全，而且能提高疗效，更有益于机体健康。

5. 饮品

古代常用的饮品有汤、饮、酒、浆、茶、乳、汁、露等。新鲜多汁的植物果实可直接榨汁饮用，亦可加少量的蜂蜜、糖调匀后饮用或加热后饮用。饮品大多有清热除烦、生津止渴、利尿等功效。

6. 膏类

膏类是冬令进补的常用方法，一般选用滋养性食物或药物，先经加水熬煮取汁，再经浓缩及加入蜂蜜或胶剂制成，具有口感好、服用方便、易保存等特点。膏的关键制作步骤一般可分为配料、浸泡、熬煮、过滤、浓缩、收膏等。

①配料　应根据患者的体质和疾病情况来选择处方，如用药物，一般应选用性平和、味甘，具有补益气血、调和阴阳、流通气机的药物辨证配料。

②浸泡　将所选配的原料除去杂质后，先用凉水或温水浸泡半小时，以利于有效成分的煎出。

③熬煮　熬制的器皿以陶器为好，常用砂锅、陶瓷器皿，忌用铁器，以免引起化学反应。一般膏滋药熬煮三次，使有效成分得到充分利用。

④过滤　将熬煮三次的汁液混合，用 3~5 层纱布过滤去渣。

⑤浓缩　将滤液置锅内，先用旺火加热煮沸，随时撇去表面浮沫，待汁液转浓时，改用小火使其浓缩。

⑥收膏　收膏的方法一种是清膏加砂糖或炼蜜，另一种是清膏加胶剂（如阿胶、龟甲胶等）。如用胶剂收膏，胶剂应先用优质黄酒浸泡一天，使其软化后方便制作。收膏时将浓缩的汁液加黄酒与胶剂，再加适量冰糖，边煮边搅拌，至冰糖与胶剂溶化，膏汁成挂丝状即可。

蜜膏的服法一般分为冲服、调服、含化三种。服膏时间有空腹服、饭前服、饭后服、睡前服等几种。一般而言，冬天滋补膏宜早、晚空腹服用。膏剂的服用剂量要根据身体情况及药性决定。

7. 酒剂

药酒一般是将食物或药物用酒浸渍而成，也有用糯米与其他食物或药物同煮，再加酒曲经发酵制成米酒。药酒具有温阳散寒、活血通络、健胃、行气、止痛等作用，因所用食物或药物不同，其作用也不相同。

8. 散剂

散剂是将食物晒干或焙干后研磨成细粉末。一般选用谷类、干果之类的食物，也可加入适宜的药物。散剂食用方便，大多富含营养，能健脾开胃。

9. 蜜饯

一般以水果或瓜菜等为原料，先加水或药液适量熬煮，待水或药液将煮干时，加入适量蜂蜜或砂糖，以小火熬透，最后收汁而成。多有滋养、和胃、润燥、生津的功效。

10. 糖果

是以白糖、红糖、冰糖、饴糖等为主要原料，先加水熬炼至汁液较黏稠时，掺入其他食物的汁液、浸膏或粗粉搅拌均匀，再继续熬至挑起成丝状而不粘手的状态为止，待冷却后将糖分割成块即成。也可将制熟的食物与熬炼好的糖混合加工而成。作用较广泛。

中医食疗体现了古代中国饮食文化的精髓，其品种多样，食疗与药疗掺杂糅合，浑然一体，通过民间文化和中医病案的方式流传至今，是中华民族乃至世界营养治疗的瑰宝。

（二）西方营养疗法用药来源及制作——纯天然食物、纯工业和天然动植物提取物

西方营养疗法将人体所需营养素细化分类，针对简单的维生素、矿物质

的缺乏，细化至通过食用不同的食物，从而直接摄取所需营养素。但是科学家们发现，随着时间的推移，许多食物中富含的某些营养素逐渐减少，如10年前的菠菜中所含铁量，竟然是现代同质量菠菜所含铁量的10倍。因此，工业合成营养素的方法应运而生，各种工业合成盐代替了来自食物的金属元素，甚至连维生素B等复杂的化合物都可以工业合成。工业合成制药效率高，故工业合成盐成了补充一部分人体营养素的首选，医院中的处方静脉用盐多为工业合成盐。

营养学家们都知道，人体所需的大多数无机物质都远没有得到充分的吸收（有些还不到1%）。口服各种维生素、无机物和微量元素的吸收程度（bioavailability），取决于诸多复杂因素。在营养学中，"吸收程度"包含了一种营养品可诱发或产生的各种新陈代谢反应。大量的科研报告指出，从自然食品中所提取的复合类营养素，远远优于分离出来的单一工业维生素或非天然盐及盐制品。西方营养学家逐渐认识到，植物才是真正的食品制造商，只有植物才能运用自身的酶，将土壤中简单的微量元素转化为自身需要的养料。经过复杂的代谢过程之后，土壤中那些简单的微量元素不再以简单的土壤或岩石中的盐的形式出现，而是以蛋白质、淀粉、脂肪等化合物的形式存在于植物中。而动物作为食物链中的上一级，没有植物中特有的酶，无法直接吸收、利用土壤和岩石中的微量元素。因而，人类只能通过直接或间接的方式从植物中摄取营养化合物才可以维持生存（或从其他动物食品中摄取）。所以，天然植物提取物作为新生的营养素，逐渐在西方流行起来。

美国多克特医疗研究中心对天然动植物提取物的制造方法，可分为以下几种：

第一种方法适用于种子、药材，类别有生物黄酮类、氨基酸、腺类、葡聚糖、多糖、某些微量元素和超氧化物歧化酶。制作时，先以严格的"绿色食品"种植标准（完全无化肥、无农药）耕作相应的特定植物，然后经收获，干燥，碾碎制成。

第二种方法是选用对某种矿物质有特殊亲和力的植物，耕种时添加富含该矿物质的土壤，当该营养成分在植物中达到顶峰时，经收获，干燥，碾碎制成。绝大多数营养品都用该方法生产。

第三种方法适用于维生素 A、β 胡萝卜素、维生素 C 和维生素 E 的生产。制造时把工业合成的单一维生素、特定的植物酶和与该维生素具有特定亲和力的植物提取物混合在一起培育，经过植物自然的分解、消化过程，把工业合成的单一维生素转化为人体可以应用的营养化合物，再经收获，干燥，碾碎制成。

以上三种制作方法都严格遵守美国绿色食品生产规则，产品均与天然食品中的营养成分极为相似，全以营养化合物的形式，而不是单一的工业合成矿物形式出现。而天然动植物提取物的运用，在多克特医疗研究中心的带领下，已经进入了复合物的领域，即针对不同的疾病，提出最适合疾病康复的复合营养治疗。他们走在营养治疗的前端，处方方式和中医食疗处方方式有相通之处，也是我们下面比对的关键。

二、中医食疗与西方营养治疗用材分类方法的异同

（一）中医食疗所用食材按作用分类

中医食疗所用食材的分类，最常用的是以中医理论为基础，按照其药用作用分类。概括起来可大体分为补益正气、祛除邪气两大类。

1. 补益正气

凡是能够补充人体物质、提高机体抗病能力、改善或消除虚弱症候的食物，都具有补益脏腑、扶助正气的作用。

（1）补气类

大枣、花生、黄芪、党参、山药、粳米、鲫鱼、菱角、人参、牛奶、桑葚、银耳、海参、藕、黑芝麻、当归、牛肉、猪肺等。

（2）补血类

鸡蛋、西洋参、鸡肉、红枣、胡萝卜、龙眼肉、红糖、黑芝麻、甲鱼、海参、乌骨鸡、阿胶、菠菜等。

（3）补阳类

核桃仁、冬虫夏草、羊肉、狗肉、海参、洋葱、鳗鱼、鹌鹑、韭菜等。

（4）补阴类

梨、西瓜、黄瓜、大白菜、百合、鲜藕、黑木耳、银耳、枸杞、松子、鸭、燕窝、鸡蛋黄、小麦、猪肉、蜂蜜、番茄、苹果、莲子等。

2. 祛除邪气

多为具有祛除病邪、平衡脏腑、促进身体康复作用的食物，种类较多。

（1）辛温解表类

生姜、大葱、蒜等，用于风寒感冒。

（2）辛凉解表类

薄荷、荸荠、豆豉等，用于风热感冒。

（3）化痰类

海藻、海带、紫菜、萝卜、橘络等，用于痰证。

（4）止咳平喘类

梨、杏仁、白果、枇杷等，用于咳喘证。

（5）清热泻火类

苦瓜、苦菜、蕨菜、芦根、西瓜等，用于实热证。

（6）清热燥湿类

茄子、荞麦等，用于湿热病证。

（7）清热解毒类

绿豆、金银花、马齿苋、荠菜等，用于热毒证。

（8）清热解暑类

西瓜、绿豆、荷叶等，用于暑热证。

（9）清热利咽类

萝卜、罗汉果、荸荠、无花果等，用于风热引起的咽喉肿痛证。

（10）清热凉血类

茄子、藕、丝瓜、黑木耳等，用于血热证。

（11）泻下类

香蕉、竹笋、芹菜、蜂蜜等，用于便秘证。

（12）祛风湿类

薏苡仁、鳝鱼、乌梢蛇等，用于风湿证。

（13）利水类

玉米、玉米须、赤小豆、冬瓜、鲤鱼等，用于小便不利、水肿、淋证、痰饮等证。

（14）温里类

羊肉、干姜、肉桂、茴香等，用于里寒证。

（15）行气类

香橼、佛手、玫瑰花等，用于气滞证。

（16）活血类

山楂、茄子、酒、醋等，用于血瘀证。

（17）止血类

花生衣、藕节、黑木耳、阿胶等，用于出血证。

（18）芳香化湿类

扁豆、蚕豆、藿香等，用于湿温、暑湿、脾虚湿盛证。

（19）安神类

百合、莲子、小麦、龙眼肉、酸枣仁、灵芝等，用于失眠证。

（20）固涩类

乌梅、芡实等，用于泄泻、尿频等滑脱不禁证。

（21）消食类

山楂、麦芽、鸡内金、萝卜等，用于积食不化、纳谷不馨之证。

（22）驱虫类

槟榔、南瓜子等，用于各种虫积证。

（二）从西方营养治疗角度对中医食疗食材进行分类

现代医学以人体保健为中心，根据近几年的多发病和常见病分为降血压、降血脂、降血糖、补钙等类型。这些分类与西方营养学研究相符合，也是我国营养学发展和中西医融合应用的成果，故西方营养治疗所用食物的分类与下列种类相同。

1. 降血脂类

荞麦、燕麦、小米、薯类、苦瓜、冬瓜、菠菜、胡萝卜、茼蒿、芹菜、香菜、空心菜、荠菜、苋菜、油菜、马齿苋、荸荠、竹笋、茄子、枸杞、紫菜、海参、各种有鳞的海鱼、龟、去皮的禽畜肉、黑木耳、白木耳、黑芝麻、番石榴、番茄、洋葱、大蒜、豆类、海带、蘑菇、玉米、山楂、苹果等。

2. 降血压类

菊花、海蜇皮、丝瓜、芹菜、山楂、荷叶、菠菜、葛粉、芋类、软豆类、洋葱葡萄酒等（500克葡萄酒中加入150克切成条的洋葱，浸泡一周左右即可，每次50毫升，每日早、晚各一次）。

3. 软化血管类

黑木耳、芹菜、山楂、生大蒜、洋葱、食醋、香蕉花、生姜、大豆、橘子、草莓、葡萄、菠萝、茶叶、茄子、燕麦、红薯、枣、核桃、玉米、香菇、番茄、柿子、柚等。

4. 补钙类

牛奶、豆制品、海带、紫菜、贝壳、牡蛎、沙丁鱼、虾、奶酪、鸡蛋、虾皮、芝麻、海鱼等。

5. 降糖类

银耳、百合、山药、莲子、茯苓、核桃仁、扁豆、枸杞子、绿豆、丝瓜、冬瓜、芹菜、海带、马齿苋、玉米、鱼类、甲鱼、兔肉、河蚌、泥鳅、鳝鱼、鲜贝、香菇、竹笋、黄瓜、苦瓜、番茄、洋葱及新鲜绿叶蔬菜，豆类及其制品等。

6. 防癌抗癌类

粥油、薏苡仁、枸杞、葡萄、海带、灵芝、白薯、玉米、枣、动物血、芦笋、灵芝、新鲜萝卜、黑木耳、银耳、百合、大蒜、番茄、茶叶、山楂、无花果、黄瓜、猕猴桃、海参、扇贝、牡蛎、荸荠、木瓜、牛奶、香菇等。

7. 各类维生素含量高的食物

（1）维生素 A 含量较高的食物

动物肝（牛肝、羊肝、猪肝、鹅肝等），鸭、鹅、鸡的蛋黄，鹌鹑蛋、奶油、人奶、牛奶、奶酪、河蟹、蚌肉、虹鳟鱼等，含有胡萝卜素的黄绿色蔬菜和水果可以在体内转化为维生素 A，如芒果、胡萝卜、芥蓝等。

（2）B 族维生素含量较高的食物

维生素 B_1 含量较高的食物有猪肉、牛奶、松子、玉米面、蚕豆、粳米、牛心、牛肾、猪肝、猪心、栗子、花生等；维生素 B_2 含量较高的食物有猪肝、黄鳝、羊奶、羊肝、羊肾、冬菇、鸡肝、鸭肝等；烟酸含量较高的食物有动物肝、肉类、禽类、花生酱、蘑菇、豆类等；维生素 B_6 含量较高的食物有葵花子、牛肝、鸡肝、鱼、黄豆、核桃、胡萝卜、糙米、扁豆、香蕉、梨等；维生素 B_{12} 含量较高的食物有动物肝、肾及猪心、牡蛎、虾、臭豆腐等；叶酸含量较高的食物有新鲜绿色蔬菜、蛋类、牛奶、鸡肉、香蕉、白面包及动物肝、肾等。

（3）维生素 C 含量较高的食物

酸枣、鲜枣、橙、柑、橘、山楂、圆椒、番茄、花椰菜、油菜、大白菜、青椒、草莓、甘蓝等。

（4）维生素 D 含量较高的食物

鱼肝油、沙丁鱼、鲑鱼、蛋黄、动物肝等。

（5）维生素 E 含量较高的食物

麻油、橄榄油、亚麻油、菜籽油、玉米油、鹅蛋黄、葵花子、核桃、花生、赤小豆、油豆腐、木耳等。

（6）维生素 K 含量较高的食物

绿茶、萝卜叶、莴苣、甘蓝、菠菜、牛肝、咸猪肉、咖啡、奶酪、燕麦、豌豆等。

8.含矿物质与微量元素高的食物

（1）含铁丰富的食物

动物血、蛋黄、猪肝、黄豆、芝麻、黑木耳、红枣、绿叶蔬菜、紫糯米、菠菜、海带、芹菜、绿豆、茄子、番茄、甘蔗、冬瓜、苹果等。

（2）含碘丰富的食物

海带、紫菜、发菜、海蜇、海鱼及碘盐等。

（3）含钾丰富的食物

脱水水果、马铃薯粉、海藻、大豆粉、葵花子、牛肉、石榴、猪肉、坚果类等。

（4）含铜丰富的食物

动物肝、牡蛎、龙虾、黄豆粉、麦麸、小麦胚芽、鲜赤贝、茶叶、牛肉、山核桃等坚果类。

（5）含硒较多的食物

动物肝、肾、海产品、大蒜及肉类等。

（6）含铬丰富的食物

啤酒酵母、醋、蛋类、动物肝、牡蛎、肉类等。

（7）排铅食物

沙棘、牛奶、大蒜、胡萝卜、海带、绿豆、酸奶、奶茶、茶叶、乌梅、菠菜、油菜、卷心菜、生菜、苦瓜、豆制品、柠檬、柿子、葡萄、香蕉、苹果、猕猴桃、枣、土茯苓等。

（三）"复方组合法"多种营养素补充剂的组成分类

这种创新复合使用营养素，是取材于世界各地各种常用草药和常用食物的有效成分，结合动物相关脏器组织，经过先进技术提取制作而成。在临床上，针对不同的疾病有着显著的支持康复的作用。其中部分营养素的来源为中药食疗药物，与中医食疗有相通之处。

根据多克特医疗研究中心对不同疾病、不同脏腑进行综合营养补充的产品介绍，由本文编者将其分为四类，现将部分内容列举如下：

1. 动植物混用类

（1）高级关节复合营养素

包含食物（非提取物）来源的软骨素和氨基葡萄糖。此营养素还含有牛蒡、南非钩麻和丝兰花等草药。这些营养素支持关节，包括髋关节的康疗。对确诊为膝关节、手指关节和各种关节炎的人最适合。

（2）过敏性肺系疾病支持类

包含针叶樱桃、菠萝蛋白酶、胡芦巴、不成熟的柑橘皮、荨麻、百里香（草）。服用同时建议避免糖类。建议那些有季节性过敏性鼻炎的人服用，也适用于其他过敏性疾病的患者。非诊断性燕麦、奶制品过敏者经常让花粉热症状加重，因此，适当的饮食改变对过敏性疾病有好处。

（3）改善焦虑类

包含牛下丘脑、西番莲花、二蕊紫苏属唇形科草、真实食物来源的维生素 B 和针叶樱桃。是对焦虑症患者最好的产品，还可帮助一些肾上腺相关疾病的人。

（4）精氨酸酶膀胱

包含墨角藻、甜菜根、牛肾、牛肝，以及一种特别的根霉菌米曲霉提取物。对排尿过多的症状有帮助，可用于高血压、尿路感染和肾相关疾病的辅助治疗。

（5）心脏力量

包含牛心 / 心脏腺体、山楂和大蒜。此产品在营养上支持心脏及心血管系统。但要注意，心脏补给品不能在夜间服用，否则容易影响睡眠，一般人会和早餐、午餐一起服用。牛心组织起效快，约几日就可感觉到一些变化。临床证实对甲状腺素有支持效果。推荐怕冷的人、常感到疲劳的人、需要一些能量者、脑中风者、低血压人群和一些与心脏有关疾病患者服用此辅助产品。此产品还对某些运动员有帮助，尤其是需要耐力运动的人，如马拉松参赛选手。

（6）降胆固醇

包含印度香蕉、甘蔗原素、大蒜、β 葡聚糖族和石榴提取物。此产品能帮助增进健康脂类和胆固醇达到标准。

（7）心脏辅酶 Q_{10}

包含素食来源的辅酶 Q_{10}、针叶樱桃、大蒜和山楂提取物。正在服用他汀类降脂药物的人需要辅酶 Q_{10} 的帮助，以减少一些他汀类药物对人体的副反应。另外，辅酶 Q_{10} 能支持心脏和牙龈健康。

（8）全面耳健康

包含山羊耳组织、针叶樱桃、紫虫胶蜡、辅酶 Q_{10}、铁兰和 N- 乙酰半胱氨酸。在产品系列中，该产品是最好的耳鸣辅助产品，可以延缓因年龄增长听力下降的问题。另外，有时可用于其他感觉器官问题的人群，比如一些白内障（和耳无关）。还可帮助一些（并非所有）耳部或耳周感染的病人。

（9）全面眼健康

包含山羊眼组织、针叶樱桃、覆盆子、西兰花、胡萝卜、鱼肝油、小米草、银杏、叶黄素、迷迭香、番茄和玉米黄素。推荐黄斑变性患者使用，对白内障或其他眼部疾患亦有帮助。对眼蒙症和干眼症也有许多益处。

（10）全面嗅觉和味觉保养

包含牛肝、牛腮腺和山羊组织，食品级的镁元素和食品级锌元素。服用该产品可以保养人体的嗅觉和味觉。它同时是口干症和干眼症的最好辅助保健品。

（11）免疫系统增强

包含牛胸腺、锌元素和骨髓。这是一款支持免疫系统的产品，推荐正在进行链球菌感染的人群服用。有时对支原体和分歧杆菌感染或全身性霉菌病患者有帮助。

（12）解毒及净化

包含针叶樱桃、苹果胶、小球藻（绿藻）、芫荽、二蕊紫苏、大蒜、芝麻、欧洲改良的柑橘果胶、榆树提取物和小麦草。在既往研究中发现，这些物质能增强对多种毒素的解毒作用，包括重金属。

（13）泛消化系统

包含各种消化酶、胰腺和甜菜碱盐酸盐。一些专业人士建议在过酸性人体环境下可服用甜菜碱盐酸盐，非过酸体质者不需服用。临床常建议有肠易激综合征或有关消化系统霉菌、细菌感染相关问题的人服用。

（14）胆囊支持

包含牛胆汁、甜菜根、肝腺体和紫苏根。这对有胆囊疾病的患者，包括那些曾做过胆囊切除术的患者有好处。有些人消化系统有无法言说的时有时无的疼痛感（需要排除阑尾炎腹疼痛或其他医学急症），服用后能起到很大的缓解作用。另外，此产品常用于对增加膳食纤维及镁元素无效的便秘患者。对一些人来说，辅助使用消化酶和食物来源的镁元素有些帮助。

（15）糖平衡

包含食物来源的 d 葡萄糖基转移酶铬、食物钒、肉桂、胡芦巴、N-乙酰基半胱氨酸。对有血糖问题，包括糖尿病患者有帮助，同时还能帮助减少对糖的渴望。

（16）补血配方

包含真实食物来源的铁元素和维生素 B。此食物来源铁元素不会导致便秘。人体的吸收和保存铁元素的能力较金属结构的铁元素更强。

（17）草药抗氧化剂

包含真实食物营养抗氧化剂（比如硒元素和锌元素）、银杏、奶蓟草、迷迭香和姜黄。此产品有助于恢复身体所有部位的氧化损害，包括皮肤，对高级蛋白糖基化终末产物的不断积累（意味着有可能伴随唐氏综合征、老年痴呆症和糖尿病）尤其有用。

（18）高肾上腺压力

包含一些牛肾上腺体、一些真实食物来源维生素 B 和酪氨酸。可以营养支持肾上腺腺体。很多处在压力下的人群，包括自认为没有压力但晨起自觉疲惫的人群。怀孕者需要考虑使用单纯对治肾上腺产品和（或）素食者酪氨酸产品。

（19）炎症—多种酶

包含菠萝蛋白酶、木瓜蛋白酶、食物来源钙元素、食物来源镁元素和食物来源锰元素。此产品对因受伤而感染、各种类型的关节炎和一些食物过敏的人有帮助。另外，还可以解决一些特定的食物过敏情况，比如牛奶过敏和咖啡因过敏。

（20）细胞内一咳嗽相关

包含很多牛的腺体、金虎草、刺柏、接骨木、铁兰和熊果成分。此产品常用于考虑因细胞内细菌导致的长期慢性咳嗽的患者，对特定病人的免疫系统有支持作用，特别是因慢性感染导致的各种形式的癌症患者。

（21）对女性有益

包含黑升麻、卵巢腺体、子宫组织、荆果、红三叶草和山药根。常用于患有几乎所有类型妇科问题的女性，包括潮热、其他更年期问题、阴道干燥和情绪起伏大等。此产品还对女性的睡眠问题有帮助，常被推荐在睡前服用。若需要雌激素相关问题的支持，可考虑加服单纯对治卵巢系列。若需增加孕激素，可以考虑增服单纯对治子宫系列。

（22）性生活系列

包含黄芪、左旋精氨酸、玛卡、奶蓟草、白藜芦醇、硒元素和锌元素。可以抗衰老，同时对性欲问题有支持作用。

（23）肝脏排毒和清理

包含牛肝、脾，甜菜根，大蒜和奶蓟草。支持肝脏的排毒功能，对肩周炎患者也有辅助治疗作用，起效相对迅速。

（24）甲状腺代谢系列

包含牛甲状腺、牛肾上腺、牛垂体、牛肝、左旋酪氨酸、海带、黄芩、牛蒡和食物来源的 d 葡萄糖基转移酶铬。是支持甲状腺疾病治疗的首选，多用于午后疲劳、情绪波动大、压力问题、手足厥冷、厌食、皮肤干燥、食欲亢进、女性性欲低下（建议同时服用性生活系列）、一些免疫系统的支持等健康问题。甲状腺营养支持可以帮助戒除咖啡因。

（25）偏头痛控制产品

包含牛甲状腺、牛肾上腺、牛肝、牛垂体、白菊花、当归、食物来源维

生素 B_2、食物来源镁元素。可以温和地支持甲状腺，适用于对药物反应较敏感的人（见甲状腺代谢系列）。一些有偏头痛或其他类型头痛的人也可服用。如果有偏头痛的患者，应该建议他们逐渐戒断咖啡因。

（26）寄生虫—菌群失调—酶相关

包含生杏仁、黑胡桃、牛蒡、丁香、无花果果汁、大蒜、黄连根、葡萄柚籽提取物和青蒿。常用于长期有规律的小肠疾病或者寄生虫患者。有时牛至叶、橄榄叶和荞麦复合产品被推荐使用。

（27）益生菌—酶

包含植物来源的各种酶，甜菜根和素食来源的益生菌。此产品用于像普通人一样有太多胃肠胀气或肠气，但却不愿意服用泛消化系统产品（其中含动物内脏）的素食主义者。

（28）益生菌—酶—酵母菌系列

包含抗生素和益生菌、甘蓝（卷心菜）、辛酸、肉桂、柑橘籽提取物、橄榄叶、牛至叶、铁兰、小麦胚芽和食物来源的锌元素。常用于有系统性真菌病或相关问题的患者，而这些问题是由多种复合因素导致的，但是真菌病问题较其他问题更难在营养学上调理，大部分人都推荐避免或减少碳水化合物、糖、酒精摄入。本产品对阴道真菌感染或腹泻患者常有疗效。

（29）前列腺—力量

包含非洲臀果木、睾丸及前列腺腺体、达米阿那、韩国红参、巴西木铁青树碱、锯棕榈、荨麻和巴西人参。有勃起障碍、性欲低下、夜尿增多和确诊为前列腺疾病的患者均可服用。

（30）宁静头脑支持

包含牛下丘脑、牛卵巢、牛腮腺、牛垂体、牛松果体、左旋色氨酸和柠檬香蜂草。常用于睡眠障碍、过度紧张和焦虑的人。有睡眠障碍的人应在睡前服用。

（31）增强脑功能系列

包含牛脑、牛骨髓、牛胰腺、牛脑垂体、牛气管腺体、玉米穗丝、l肌肽、左旋酪氨酸、左旋蛋氨酸和刺五加根。是增强记忆的最好补充剂。常用在有心情问题、记忆问题、精神障碍、学习数学障碍、愤怒控制问题（包括孩子对兄弟姐妹容易愤怒的问题）的人身上。

（32）胸腺—免疫

包含牛胸腺、牛肝、牛腮腺、牛脾脏、紫锥菊、巴西胡椒树、针叶樱桃、西伯利亚人参、毛茛。对胸腺有营养支持作用，可帮助人们对抗各种类型的免疫问题，包括葡萄球菌及链球菌的感染，以及一些全身性霉菌病。有时可帮助需要提高免疫力的人群避免感染，比如伤寒感冒或者流感。推荐用于腺体分泌过于旺盛的情况，比如甲状腺功能亢进及肾上腺功能亢进等。

2.单纯动物组织提取物系列

（1）单纯对治—肾上腺

包含牛肾上腺组织。对肾上腺提供单纯营养性支持，用于处于压力下疲劳的人群，这些人常自觉起床困难，常伴有紧张性头痛，或者异常喜爱吃盐。

（2）单纯对治—大脑

包含牛大脑组织。对肾上腺腺体有营养支持作用。大脑腺体包含"特殊的脑细胞刺激物"，常被推荐给思维缓慢、记忆衰退、不可控的精神活动、梦魇、精神迟缓和崩溃的人群。科学研究表明，腺体来源的磷脂酰丝氨酸比大豆分离出来的磷脂酰丝氨酸有着更好的效果。此产品常用于情绪问题、记忆问题和精神异常问题的人群。

（3）单纯对治—心血管系统

包含牛心血管—心脏组织。对心脏及心血管系统有营养支持作用。多用于低血压、疲惫、需要增强体力、常自觉寒冷、希望提高运动成绩的人群。

该产品过去常用于帮助葡萄糖摄取和三磷腺苷（adenosine triphosphate，ATP）的合成。适合自觉寒冷、劳力性疲惫、需要更多能量、经历中风和高血压的人群。

（4）单纯对治—下丘脑

包含牛下丘脑组织。对下丘脑和整个内分泌系统有营养支持作用。下丘脑以各种复杂的基础机制来调节神经、内分泌系统的功能。它释放各种激素来控制垂体前叶的分泌，下丘脑还合成催产素，而催产素参与调节分泌乳汁、子宫活动力和抗利尿激素（ADH）。下丘脑还影响体温调节、睾丸功能、压力应激、血糖控制和运动下的心血管系统调节。下丘脑会受到情绪、药物滥用（包括吸毒）、急剧体重变化、严重疾病、脑膜炎或脑肿瘤等的影响。此产品常用于处在压力下而紧张、焦虑、有内分泌方面问题但其他产品疗效欠佳及存在睡眠障碍的人群。

（5）单纯对治—肝脏

包含牛肝组织。此产品为肝脏营养性支持产品。临床中，牛肝还被用于肝脏肿大、各种类型的贫血、慢性消化系统疾病问题的人群。

（6）单纯对治—肺

包含牛肺组织。此产品为肺提供营养支持。此产品可用于各种肺系疾病病人，如呼吸性失调疾病（包括支气管炎、哮喘、慢性咳嗽、胸寒等），各种疾病的恢复期（包括肺炎、受寒感冒、流行性感冒），肺部外创性疾病等（包括外伤、工业废气污染、吸尘肺甚至是肾上腺皮质功能不全）。

（7）单纯对治—乳腺

包含牛乳房组织。有趣的是，牛很少有得乳腺癌的。此产品对乳房有营养性支持，适用于正在给孩子进行母乳喂养的女性（过敏性肺系疾病支持类产品也适用），也推荐用于各种女性乳腺问题，如乳头疼痛、淋巴结肿大、乳腺发育不全、乳腺炎、月经期乳腺胀痛、乳头感染、乳汁不畅和哺乳困难等。

（8）单纯对治—睾丸

包含牛睾丸组织。是睾丸的营养性支持产品。临床上曾给精子数量稀少、不育、精液生产不足、性欲低下、睾丸肿胀及其他睾丸问题的患者使用。一些患者反馈对情绪也有调节作用（对女性的效果与男性相同）。该产品含有很多天然产物，包括肽类、激素前体和各种酶。一些人服用后认为对神经系统有镇静和调节作用。

（9）单纯对治—卵巢

包含牛卵巢组织。此产品对卵巢和女性头发问题有营养支持作用，常用于帮助女性睡眠、减少青春痘产生、调整情绪和处理女性更年期问题，还可帮助一些女性增加怀孕几率。临床上曾用于失眠、不孕、脱发和其他女性问题，对情绪也有调节作用。

（10）单纯对治—胰腺

包含牛胰腺组织。此产品对胰腺和消化系统有营养支持作用，有助于对谷物及其他食物的消化，能辅助治疗谷物不耐受。配合糖平衡和维生素 - 矿物质产品一起使用，能辅助糖尿病患者的康复。对一些真菌感染和某些食物不消化问题的患者也有益。

（11）单纯对治—脾脏

包含牛脾脏组织。此产品对脾脏提供营养性支持。脾脏是人体最大的淋巴器官。此产品能帮助有免疫系统问题的人群，包括红斑狼疮患者。临床上有时用于需要抵抗感染的人。曾用于过敏性疾病（麻疹、口腔溃疡、冷疱）、淋巴结肿大，血液相关疾病（贫血、淋巴细胞增多），以及那些对感染、发热、抵抗力低的人群。此产品是帮助发作性嗜睡患者最好的产品（也同时建议患者们避免接触咖啡因，并在营养上支持甲状腺和心脏）。

（12）单纯对治—胸腺

包含牛胸腺组织。此产品为胸腺提供营养支持。胸腺是人体重要的免疫器官，此产品能帮助有免疫系统问题的人们，包括金黄色葡萄球菌及链球菌感染。有时可用于希望强健身体和免疫系统的人群。此产品在既往临床上曾用于腺机能过强的疾病，比如甲状腺功能亢进、肾上腺功能亢进等。临床发现口服该产品可以增强 T 淋巴细胞活性，可能和其类似于胸腺肽活性有关。

（13）单纯对治—甲状腺

包含牛甲状腺组织。此产品经检测不含任何甲状腺激素，故其提供的完全是营养支持，和药学方面是相反的，是甲状腺营养支持产品，常用于经前期综合征妇女，也可帮助男性加快其工作效率。该产品常用于甲减症状的人群，如疲惫、循环差、体温偏低、头痛、低代谢率、女性性欲减退、体重问题和一些皮肤干燥症状。

（14）单纯对治—子宫

包含牛子宫组织。此产品对子宫和女性均有营养性支持作用。常用于月经问题、子宫肌瘤、经期延长及崩漏的女性，对情绪管理也有帮助。该产品对所有类型的月经和经间期疾病都有帮助，可缓解经前期综合征相关症状（包括情绪低落），减少宫颈及宫颈管感染，帮助缓解潮热、经期痉挛疼痛、子宫囊肿、子宫内膜异位，减少面部长毛，促进经血流出顺畅，增强性敏感度以及改善不孕情况等。还可帮助减少产后子宫复旧不全，同时可以改善产前综合征、减少产后抑郁症。

（15）肾脏系统支持

包含牛肾、牛肝、牛胰腺、针叶樱桃、甜菜、荞麦、蒲公英、黑儿茶、大蒜、红三叶草。为肾脏和肾系统的营养支持产品，可帮助到一些临床认为无法继续治疗的病人，有时候对高血压亦有效。

3.纯粹素食者产品及非动物类产品

（1）素食者—支持甲状腺

包含食物来源的维生素 B_6 和 B_{12}、叶酸、锌元素、牛蒡、胡萝卜、当归、爱尔兰藓、海带、海草、左旋酪氨酸。可帮助改善下午疲惫、情绪波动、压力应激、寒冷应激、食欲少、食欲亢进、女性性欲低下（考虑同时服用性生活系列），以及提供一些免疫系统支持。

（2）素食者—色氨酸产品

包含植物来源的左旋色氨酸。建议失眠人群、情绪紧张的人群和体重超标的人群服用此产品。

（3）素食者—酪氨酸产品

为素食来源的左旋酪氨酸。此为唯一一个素食转基因游离酪氨酸，可帮助人们改善情绪和注意力。建议一些长青春痘的女性服用，同时减少含碘盐的摄入。

（4）病毒、细菌—酵母菌

包含牛至叶、橄榄叶、接骨木果、荞麦。建议病毒、细菌、真菌感染的患者服用，也常用于寄生虫病患者。

（5）病毒、慢性病

包含不同的中医传统草药，加上几种西方时常使用的草药，如橄榄叶提取物、荨麻叶和野生牛至叶。临床上常用于处理慢性病毒感染问题，如肝炎、慢性疱疹等，对某些特定的伤寒、流行性感冒病毒也有疗效，起效非常快。

（6）小麦胚芽油 E

包含小麦胚芽油，为 100% 天然来源。是目前每次服用量中维生素 E 含量最高的产品。建议用于受伤后容易瘀青的人群（毛细血管脆）、低代谢率人群、类似缺氧症状的人群（常叹气、打哈欠、心动过速、容易应激）、有软组织问题（牙龈出血）的人群、运动耐力低的人群、肥胖和经常抽筋的人群等。素食主义者有时候会用此产品代替鱼油。

（7）纳豆激酶

包含纳豆激酶。纳豆激酶是一种通过发酵并提取的酶，可帮助降解纤维素并倾向表现为天然的血液稀释剂。中风和心血管疾病高风险者可推荐服用。

4. 普通营养素、维生素、矿物质系列

（1）维生素—矿物质

是 100% 来源于天然的复合维生素、复合矿物质。

（2）维生素—矿物质蛋白冲粉饮料

是 100% 来源于天然食物的复合维生素、复合矿物质粉和草药粉的混合物。推荐有体重超标问题的人服用，也可作为食物的替代品使用。

（3）维生素 B_6、B_{12} 和叶酸

是 100% 来源于植物的补充品，可提供高质量的复合维生素 B（包含维生素 B_6、B_{12}、B_9）营养支持。建议可能缺乏上述任何一种维生素 B 的人群服用此产品，腕管综合征或情绪障碍患者也可服用。

（4）硒—维生素 E 复合物

包含真实食物来源的硒元素和维生素 E。食物来源硒元素对清理蛋白质糖基化终末产物前体的累积非常有效。临床上建议确诊为甲状腺问题的人服用，以减少 T_4 转化为 T_3。

（5）鱼油组和——$Omega_3$/EPA/DHA

包含高浓度的 EPA/DHA。EPA，eicosapentaenoic acid，即二十碳五烯酸；DHA，docosahexaenoic acid，即二十二碳六烯酸，两者均为分子蒸馏的鲱鱼油。$Omega_3$ 为一组多元不饱和脂肪酸，常见于深海鱼类和某些植物中（以上三种鱼油，后文均使用简写）。这种鲱鱼油是最好的脂肪酸的形式。推荐患有关节炎或心血管疾病的患者服用。

（6）补血配方

包含真实食物来源的铁元素和维生素 B。

（7）维生素 D 复合物

包含真实食物来源的维生素 D。大部分人服用的维生素 D 是提取物，但 D 复合物包含了植物维生素 D_3 以及 D_3 的进一步代谢产物（可能含有其他维生素前体）。

（8）钙复合物

包含真实食物来源的钙。此产品不含碳酸钙、柠檬酸钙或乳酸钙等合成钙盐。一些人在睡前服用，声称其可改善睡眠（有改善睡眠中腿抽筋的情况）。临床上可用于怀疑缺钙的患者，对一些舒张压增高型高血压患者也有益。

（9）钙、镁复合物

包含食物来源的钙、镁、维生素 D、维生素 K、锰元素、铜元素和硅元素。这个产品适用于钙缺乏人群（包括骨质疏松症）、腿痛性痉挛（俗称抽筋）以及一些类型的高血压（尤其是舒张压增高类型）。也常用于癫痫发作或震颤，但建议服用 100% 食物来源的复合维生素和甲状腺素支持产品。

（10）C 复合物

是一种来自真实食物的维生素 C，取材于一种特殊的再生橘子。它并不含单独的抗坏血酸。和有着正向氧化还原能力（ORP）的抗坏血酸不同的是，C 复合物有逆向氧化还原能力（negative ORP）。逆向氧化还原能力更能减少自由基对人体的损害。此产品对季节性过敏性鼻炎和其他过敏性疾病，甚至普通感冒或流感均有辅助治疗作用。

（11）压力过大和 B 族维生素缺乏配方

这是一个来源于真实食物的 B 族维生素，包含一些天然食物中的维生素 B。此配方不包含合成肽的维生素 B，例如硫胺素、盐酸硫胺素、泛酸（维生素 B_5）、叶酸或氰钴维生素（维生素 B_{12}）。该产品适用于长期处于压力状态下生活的人群或缺乏 B 族维生素的人群。

现代东西方营养治疗的发展方向

当前，东西方营养学已步入相互融合的轨道，西方人逐渐接受了东方医学哲学中"天人合一"的观念，正寻求复方营养素辅助疾病康复的方法，东方也正对草药、食物进行营养素的提取和研究。将来的营养学将是世界的营养学，人类的营养学。下面将从健康素食概念、多种营养素合剂辅助疾病康复两部分内容简述世界营养学的发展方向。

一、健康素食概念

西方营养学专家坎贝尔博士提出，每天只要吃下 60 克以上的动物蛋白质，启动体内致癌因子的概率就会急遽大幅增加，但是，只要将动物蛋白质的摄取量减少至 20 克以下，就算癌症病灶已启动，也能予以控制。18 名严重心脏病患者在参与研究计划并实行全食物素食后，不仅所有的心绞痛等症状都消失无踪，而且其中 11 名病患原本阻塞的动脉都畅通了。到 2003 年，仍有 17 人健在，且都已年届 80 高龄。然而，有 5 名在研究初期便退出实验的病患，到 1995 年就相继因心血管问题而去世。25 名 2 型糖尿病患者在实行高纤低脂的素食生活后，仅短短几个星期后，便有 24 名不必再接受胰岛素药物治疗，且胆固醇浓度也都大幅降低。在 144 名多发性硬化症病患里，凡是饮食中饱和脂肪含量超过 20 克者，有 80% 会死亡，而饮食中饱和脂肪含量低于 20 克者，死亡率只有 5%。简而言之，坎贝尔博士所进行或搜集到的所有研究资料都指向一个事实，那就是世人认为营养、优质的食物——奶、蛋与肉类，却在实验结果里显示可能是健康杀手！

素食者一般的定义是指不食用肉类、鱼类、禽类及其副产品的人。在动物保护协会和学佛的人中间，实行素食的人更多。在国内外，也有很多人为了自己的健康而选择素食（vegetarian）。素食的好处的确很多，但不科学的吃素反而对身体健康不利。有些吃素的人越吃脸色越呈菜色、越吃越瘦，并且越吃感觉人越累，这就需要注意了。在膳食中，肉类、内脏和动物血是铁、锌的最佳来源；维生素 B_{12} 则只存在于动物性食品（包括蛋和奶）、菌类食品和发酵食品中，一般素食不含这种维生素。因此，如何进行健康素食是关键。

总的说来，素食者有六大营养素要特别摄取，它们是蛋白质（protein）、铁元素（iron）、锌元素（zinc）、钙元素（calcium）、亚麻酸（linolenic acid）和维生素 B_{12}。

（一）素食来源——蛋白质

补充蛋白质，为的是获取里面的氨基酸。人体正常的细胞代谢、有催化作用的酶、血浆中渗透压平衡、神经冲动的传导，以及遗传信息的传递都需要氨基酸参与合成蛋白质。在组成人体的 20 种氨基酸中，有 9 种人体不能自身合成。虽然随着年龄增长，蛋白质的需要量会慢慢下降，但依然必须靠食物供给。如果是普通轻体力劳动者，每天的摄取量建议为成年男性 75 克，成年女性 65 克。

谷类蛋白质的含量只有 10% 左右，作为东方人的主食，本应是膳食蛋白质的主要来源，但谷类蛋白多分布在谷粒的周围和胚芽内，加工精度越高，蛋白质损失越多，故提倡粗粮、细粮混食。大豆的蛋白质含量达到35%~40%，是植物蛋白质最好的来源，且属于优质蛋白质，但常常被人们忽视，严格素食者必须重视豆类蛋白质的摄入。其他植物蛋白质的主要来源包括豆芽类、蔬果、麦类、坚果及瓜子等。

当代营养学认为，因为每种食物蛋白质的氨基酸构成不同，两种或两种以上食物混合食用，可使必需氨基酸的种类和数量得以互相补充，氨基酸的构成比值更接近人体，使蛋白质的生物价值得到相应的提高，这种现象称为蛋白质的互补作用。

（二）素食来源——铁元素

吃素的人很容易缺铁。在人体代谢过程中，铁可被机体反复利用。而缺铁大多是由于肠胃细胞脱落和失血所致，也有因皮肤细胞脱落而丢失（所以男性也可以缺铁）。妇女月经期损失铁元素 8~10 毫克，怀孕期妇女的铁需要量也会增加。

维生素 C 可以帮助吸收食物中的铁质，但跟咖啡却是相克的，因此，在吃含铁量高的食物时，若同时喝咖啡或喝茶，会影响铁质的吸收。

铁缺乏的症状由轻到重一般可分为三个阶段：第一阶段仅是铁储存减少（ID），表现为血清铁蛋白测定结果降低，显示储备铁减少；第二阶段为红细胞生成缺铁期（IDE），其特征是血清铁蛋白、血清铁、运铁蛋白饱和度等都下降，因血红蛋白尚未下降，故称为无贫血的铁缺乏期；第三阶段为缺铁性贫血（IDA），此时血红蛋白和红细胞容积均下降，贫血的严重程度取决于血红蛋白减少的程度。所以血常规检验单上血红蛋白正常，不代表没有缺铁的发生。当有贫血症状的时候，说明铁元素的缺乏已经到第三阶段。早期缺铁的人们会感觉到自己出现皮肤干燥角化萎缩、毛发容易折落、指甲不光整，或出现口角炎、舌炎、食欲减退、异食癖、腹部胀气、恶心、便秘、性欲减退等症状。若出现困倦、软弱无力、皮肤黏膜苍白，甚至心悸，有些女性出现月经失调的时候，就可能出现贫血了。

想到铁元素就想到黑豆、海苔、菠菜、红毛苔，在过往报道中，它们都含有非常多的铁质。但是我们现在吃相同量的菠菜，摄取的铁仅是 10 年前的 1/10，超市里的蔬菜、瓜果样子长得油嫩水滑，但营养价值却比过去低了许多。以前，人们在正常饮食情况下缺乏营养的很少，现代人营养缺乏的反而非常多。如果已经有贫血症状的人，可考虑使用营养品，以便更有效地补充铁元素。但服用营养品时要仔细阅读说明书，最好能在营养师的指导下服用。

（三）素食来源——锌元素

锌元素广泛存在于人体全身，主要存储于骨骼，其次是皮肤、肌肉和牙齿，其他部位以视网膜和前列腺含锌较多。人体中含锌元素的酶有两百多种，它们在蛋白质、脂肪、核酸代谢中都有重要的作用。除了参与免疫功能、维持免疫反应细胞的复制之外，锌还通过参与构成唾液蛋白而对味觉、食欲发生作用。在视网膜，锌可以促进视黄醛的合成和构型转化，参与肝中维生素A的动员，对于保持正常暗适应能力有重要作用。

能促进膳食锌吸收的因素有组氨酸、半胱氨酸、柠檬酸、维生素D等，而抑制锌吸收的因素有植酸、膳食纤维，以及过量的铁、钙、铜等。

锌元素不同程度的存在于各种自然食物中，一般情况下可以正常满足人体对锌元素的需求。那么素食者在什么情况下会缺锌呢？

第一，由于素食者平常菜式中以植物为主，植酸、纤维素均会影响锌的吸收；第二，对锌元素需求量增大时期的素食者，比如发育期、孕妇和乳母素食者；第三，慢性肾病患者尿中锌排出过多。在这三种情况下，人体就容易处于缺锌的状态。

临床上用头发锌元素的测定来判断是否存在慢性缺锌。缺锌会引起味觉减退、食欲不振，出现异食癖（常见为食土癖），暗适应力降低，出现复发性口腔溃疡、痤疮、皮肤干燥、肠原性肢体皮炎等。具体到不同的人群，孕妇缺锌可致胎儿发育异常，乳母缺锌会导致婴幼儿生长停滞，青少年缺锌会使性成熟推迟、性器官发育不全、第二性征发育不全等，成人则是性功能障碍。

补锌主要是通过饮食和服用食物来源的锌元素营养品。素食食物中含锌量多的是麦芽（谷类胚芽），核桃、花生等干果类，以及芝麻（或芝麻酱）、紫菜等。必须注意的是，我们日常饮食中的精米、蔬菜、水果中锌的含量很低，多吃坚果和谷类胚芽是最好的补充办法。

中药中的枸杞、熟地、桑葚、补骨脂、何首乌、五味子、山药、人参、杜仲等含锌量也较高。

（四）素食来源——钙元素

钙元素不是微量元素，是常量元素，是人体含量最多的无机元素。大家或多或少都知道一些缺钙症状，成年人缺钙易导致骨软化病和骨质疏松，多表现为越长越矮，腰背越来越驼，坐着都腰疼，经常腿抽筋，甚至容易骨折。

奶制品是补钙最好的来源，对于奶素食者来说，只要保证每日的奶制品摄入足够，就不容易出现缺钙的问题。但奶含的是动物蛋白，**严格素食者是不摄入奶制品的**。另外，摄入过多的钠（就是吃的口味太咸）也会降低钙在骨骼中的储留。

在钙的吸收过程中，大量的膳食纤维会干扰钙的吸收，谷物中的植酸、某些蔬菜中的草酸可以和钙离子结合形成难溶的植酸钙和草酸钙，从而影响人体的吸收。所以每天吃大量蔬菜以及膳食纤维的素食者，缺钙的可能性就越大。植物性食物中，绿叶蔬菜（注意过水去除草酸）和豆类、坚果、芝麻酱也是钙的重要来源。

素食者的钙摄取量，建议 19~50 岁的成年人每天 1 000 毫克、51 岁以上的 1 200 毫克。钙的主要来源有海苔昆布类、豆腐、绿色蔬菜、蘑菇等。奶素食者可以选择一天一杯奶或者吃奶酪来补钙。

（五）素食来源——脂类

脂类是脂肪和类脂的总称，脂肪是由脂肪酸及甘油三酯等组成的脂类化合物；类脂包括磷脂、糖脂、脂蛋白及类固醇等。其他的脂类人体自身存在且可合成，不必从食物获得，但必需脂肪酸则是人体不可缺少而自身又不能合成、必须通过食物才能获取的。素食者最容易缺乏的就是脂肪酸。

脂肪酸分为饱和脂肪酸和不饱和脂肪酸两种，不饱和脂肪酸又包括单不饱和脂肪酸（如油酸）和多不饱和脂肪酸（如亚油酸、亚麻酸、花生四烯酸等）。不饱和脂肪酸又可分为 ω-6 系列和 ω-3 系列。亚油酸和花生四烯酸属 ω-6 系列，亚麻酸、DHA、EPA 属 ω-3 系列。在 ω-6 系列不饱和脂肪酸中，花生四烯酸可从亚油酸生成；在 ω-3 系列中，DHA 和 EPA 可在人体中由亚麻酸生成。亚油酸和亚麻酸是人体的必需脂肪酸。

绝大多数动物油脂包括奶油是以饱和脂肪酸为主要成分的，植物油脂中，棕榈油、椰子油的饱和脂肪酸含量也很高。吃素带来的好处之一是基本上排除了饱和脂肪酸过量所造成的高血压、高血脂等疾病。但由于许多食用油中也含有一定量的饱和脂肪酸，如果素食者特别喜欢油煎、油炸食品，又食用太多的话，仍有可能患上饱和脂肪酸过量所造成的疾病。

EPA 能帮助降低胆固醇和甘油三酯的含量，促进体内饱和脂肪酸的代谢，从而可降低血液黏稠度，增进血液循环，提高组织供氧而消除疲劳；还可以防止脂肪在血管壁的沉积，预防动脉粥样硬化的形成和发展，以及预防脑血栓、脑溢血、高血压等心血管疾病。

DHA 具有活化脑细胞的功能，能促进和协调神经回路的传导作用，有利于维持脑部细胞的正常运作。补充 DHA 可以改善注意力减低、学习能力障碍、记忆丧失及老年性痴呆等。

其实，一般人都处于缺少 ω-3 系列脂肪酸的亚健康状态。非素食者可通过食用海鱼和海鱼加工而得的鱼油来补充，并获得 DHA、EPA，但这种途径是素食者拒绝的。不过亚麻酸在人体内可以分解为 DHA 和 EPA，因而素食者可以通过进食含亚麻酸的食物来补充 DHA 和 EPA。对于素食者来说，含亚油酸的食物比含亚麻酸的食物更容易获得。所以，素食者为了要补充必需脂肪酸，就需要关注亚油酸，更需要特别关注亚麻酸的摄入。

除了亚麻子和核桃等少数被称为"智慧之花"的食品外，绝大多数植物中的亚麻酸含量均微乎其微。所以在食用油的选择上，可以选择亚麻籽油；而在平常生活中，应适当吃点坚果类食物，尤其是核桃。市场上可以买到混合麻酱，富含蛋白质、氨基酸及多种维生素和矿物质，以及丰富的卵磷脂、高亚油酸，有很高的保健价值。

（六）素食来源——维生素 B_{12}

维生素 B_{12} 又称为钴胺素，是唯一含有金属元素的维生素，它必须与胃里的内因子结合，并在胰蛋白酶和碱性肠液的作用下才能被吸收。缺乏维生素 B_{12} 的临床表现是巨幼红细胞贫血、高同型半胱氨酸血症（进一步引起血管粥样硬化）、弥漫性神经脱髓鞘，从而出现四肢震颤及痛觉异常、精神抑郁、记忆力下降等症状。由于含有维生素 B_{12} 的食物大多是肉类、内脏、贝壳类和蛋类，植物性食物基本上不含维生素 B_{12}。所以，严格素食者、奶素食者和消化吸收功能下降的老年人、胃大部分切除者都容易缺乏维生素 B_{12}。

素食者如果缺乏维生素 B_{12}，则会因高同型半胱氨酸血症而出现动脉粥样硬化，增加心脑血管疾病的风险，所以必须引起重视。

由于维生素 B_{12} 非常容易被破坏，强酸、强碱、遇热、紫外线下、氧化剂和还原剂均可以破坏维生素 B_{12}。所以纯素食者除了要多吃酵母酱等发酵食品、添加维生素 B_{12} 的谷类早餐和豆制品外，在选购食品时，不妨多留意含有维生素 B_{12} 成分的食品。此外，亦可考虑通过服用保健品来补充维生素 B_{12}。

综上所述，素食者科学地选择饮食方案，也可获得健康全面的营养。在素食过程中，避免多种因动物蛋白、脂肪摄入过多而导致的身体疾病，从而能更好地享受生命的美好。

二、多种营养素合剂方案辅助疾病康复

在营养素合剂配合康复各种疾病的方案探究上，西方研究人员在癌症、慢性病（如糖尿病、高血压等疾病）的辅助治疗中，获得非常可观的效果。

（一）营养素合剂辅助延长癌症患者生存期

有证据显示，尝试使用和研究维生素、矿物质的患者及研究人员越来越多，并呈现出持续增长的趋势。这是一个包含多种思维的大课题，以下是目前运用和研究中最流行的营养素合剂：大剂量的系统（蛋白水解）酶、维生素C、维生素D、碘、姜黄素、白藜芦醇、辅酶Q_{10}、生育三烯酚、益生菌。

一些研究人员宣称，患了绝症的肿瘤病人每日摄取维生素鸡尾酒可以将生命延长两年或更多。试点研究中，3/4的病人生存期超过预期一年，平均值超出五个月，而且有一些病人在治疗三年后仍然健在。鲍勃·李斯特博士（Dr. Bob Lister）是一个英国和丹麦研究项目的联合创始人，他说治疗结果与从新药物获得的生存率相近，而且在某些情况下，丹麦那些从1990~1999年持续服用传统癌症治疗药物的人生存率更高。鲍勃·李斯特博士说，在九年时间里，患者用辅酶Q_{10}和六种其他抗氧化剂治疗，包括维生素A、C和E，硒、叶酸和β胡萝卜素（为了安全起见，肺癌患者不给予）。营养补充剂由法尔诺德制药厂提供，虽然剂量较大但在建议的安全范围之内。此外，患者也接收少量包括鱼油和B族维生素在内的其他营养物。平均预期寿命12个月的患者，其中的76%又平均延长了五个月。

（二）格森疗法——辅助治疗癌症的思路

马克思·格森博士的研究是通过平衡膳食、补充营养来提高机体的自愈能力，他的这种治疗思路，与中医学顺应自然、调理气血、推陈出新、恢复正气的治疗观念十分接近。而文中对癌症的一些认识也与中医学观点有许多不谋而合之处。

格森医生观察到，癌症患者的代谢率较低，同时无法达到全身性的炎症反应，这种机体状态与中医正气虚弱的情况很相似。中医病理学认为，发病的基础是"邪之所凑，其气必虚"。在正气虚弱的情况下，机体的抗病、祛邪和修复能力均处于低水平，这使病邪可以长期潜伏在体内形成癌肿。也就是现代医学所说的在机体免疫功能缺陷时无法实现监控和防御能力，而免疫功能缺陷正是癌症形成和发展的主要原因之一。因此，在癌症的治疗方面，格森医生的观察和中医学观点，都认为恢复人体的正气或者说机体的自我调节修复能力至关重要。

再者，癌细胞所需的厌氧存活环境，与中医气血瘀阻的病理状态十分吻合。一般认为，实性肿瘤的癌症属于传统中医的癥瘕、积聚、痞块等病证范畴。按照中医病理学的观点，癌肿是在正气虚弱、气血不畅的情况下，病邪长期累积形成的痰饮、瘀血等病理产物。也就是说，气血瘀阻即是产生癌症的条件，也是癌症的病理产物。而中医学有一个特别重要的健康观念，那就是"流水不腐，户枢不蠹"。即十分强调气血运行通畅对维持健康的重要性。因此，在癌症治疗中，格森医生重视机体的氧化修复，中医学则重视行气活血，也是出自同样的认识。

东、西方的自然医学都很重视癌症的毒理性质。格森博士认为，治疗癌症的关键是通过修复人体氧化作用为机体解毒。而近年的中医癌症研究中，有学者提出了瘀毒理论和癌毒致病等学说。因此，在癌症治疗的某些阶段和证型中，清热解毒、化瘀解毒也成为中医治疗的重要环节之一。此外，东、西方的治疗都不约而同地使用了灌肠排毒法，在这一点上，除了使用的溶剂不同，其余并无二致。

格森博士的膳食疗法，展示了西方自然医学在癌症治疗方面的探索与成就。与东方的自然医学（中医学）相比较，尽管在方式方法上存在着差异，但两者都将维护和恢复人体自然能力作为疾病治愈的根本出发点。

西方营养学逐渐汲取了当代医学研究的理念，以及东方医学"正气存内，邪不可干"的概念，给偏离正常健康的人群提供了辅助疾病康复的另一条路径。无论是因营养失衡而导致疾病，还是因疾病导致的营养失衡，调节全身营养和纠正营养失衡，才是治疗或辅助治疗疾病的关键。

东、西方医院中均开始重视营养对疾病康复的重要意义，在医院内设营养师或营养科室是大势所趋，也是人类对生命认识的深入体现。

附录
参考文献

第二章

[1] Amundsen，D.W. . *Medicine, Society, and Faith in the Ancient and Medieval Worlds* Baltimore：Johns Hopkins University Press, 1996.

[2] Alsobrook, D. *Jesus Christ, M.D: The Healing Ministry of Jesus of Nazareth*. 1990.

[3] Avalos, Hector. *Illness and Health Care in the Ancient Near East: The Role of the Temple in Greece, Mesopotamia, and Israel*. Harvard Semitic Museum, 1995.

[4] Coulter, H. Divided Legacy. *A history of the schism in medical thought*. North Atlantic Books, Berkeley, California.

[5] Dawson, Warren R. *The Beginnings, Egypt & Assyria*. Hafner Publishing Company, New York. 1964.

[6] Folkard, Richard. *PLANT LORE, LEGENDS AND LYRICS. Embracing the Myths, Sampson, Low, Marston, Searle and Rivington. Traditions, Superstitions,*

and Folk-lore of the Plant Kingdom. London. 1884.

[7] Goldin, H. *Ethics of the Fathers.* New York: Hebrew Publishing; 1962.

[8] Hahnemann, Samuel. *Organon (of homeopathic medicine).* 6th Edition, trans. By William BoerickeHamed A. Ead. Medicine In Old Egypt.

[9] Hammond, E.A. . *Physicians in Medieval Religious Houses.* Bulletin of the History of Medicine .1958 32: 105.

[10] Hyman A. *Biographies of the Tannaim and the Amoraim.* Jerusalem. Machon Pri Ha'aretz; 1987:542-52.

[11] Kuhne, Louis. *The New Science of Healing or the doctrine of the Oneness of all Diseases, forming the basis of a Uniform Method of Cure, without Medicines and without Operations.* Leipzig: Published by the Author, circa. 1892. Translated from the original German.

[12] Lindlahr, Henry. *Practice of Natural Therapeutics.* The Lindlahr Publishing Co. 1922.

[13] Lyons AS, Petrucelli RJ. *Medicine: An Illustrated History.* New York: Abrams; 1978.

[14] Majno, Guido. *The Healing Hand.* Harvard University Press, Cambridge. 1975.

[15] *Neuburger: History of Medicine,* Oxford University Press, 1910.

[16] Osler, Sir William. *The Evolution of Modern Medicine.* Yale University Press, 1921.

[17] Park, K. *Medicine and Society in Medieval Europe, 500-1500.* In Medicine in Society: Historical Essays, A. Wear, ed. New York: Cambridge University Press. 1992.

[18] Sanders, J. B. *Transitions from Ancient Egyptian to Greek medicine.*

University of Kansas Press, Lawrence. 1963.

[18] Silverburg, Robert. *The Dawn of Medicine*. Putnam Publishing, New York. 1966.

[19] Szekely B.(1981)*The Essene Gospel of Peace*. International Biogenic Society.

[20] Wood, Matthew. *Vitalism*. North Atlantic Books. 1992.

第三章

[1] E. Douglas Hume, *Béchamp ou Pasteur, un chapitre perdu de l'histoire de la biologie*, Paris, éd. Librairie Le François, 1948.

[2] Kenner, Dan, Requena, Yves, *Botanical Medicine: A European Professional Perspective*, Paradigm Publications, Brookline, MA, 1996.

[3] Scheid, Volker, *Chinese Medicine in Contemporary China, Plurality and Synthesis*, Duke University Press, 2002.

[4] Starfield, Barbara, *Is US health really the best in the world*? Journal of the American Medical Association, 2000 Jul 26；284(4):483-5.

German Biological Medicine:

[5] Arnoul, Franz, Schwerdtle, Cornelia, *Introduction into darkfield diagnostics*, Semmelweis-Institut Verlag für experimentelle Onkologie GmbH, Germany.

[6] *Bacteria cyclogeny: Prolegomena to a study of the structure, sexual and asexual reproduction and development of bacteria*, Prof. Dr. Günther Enderlein, Pleomorphic SANUM, 5170 W. Phelps Road, Glendale, AZ 85306, USA, Original German edition published in 1916.

[7] Kulacz, Robert, Levy, Thomas, *The Roots of Disease: Connecting Dentistry and Medicine*, Xlibris Corp, Bloomington, IN, 2002.

[8] Reckeweg, Hans-Heinrich, *Homotoxicology*, Third edition. Menaco, Albuquerque, NM, 1989.

[9] Schimmel, Helmut W., Penzer, Viktor, *Functional Medicine: The Origin and Treatment of Chronic Diseases*, Haug Verlag, Ulm, 1997.

[10] Sheldrake, Rupert, *A New Science of Life: The Hypothesis of Morphic Resonance*, J.P. Tarcher, Los Angeles, CA, 1981.

Endobiogeny:

[11] Duraffourd, Christian, Lapraz, Jean Claude, *Traité de phytothérapie clinique*, Masson, Paris, 2002.

Electromagnetic Therapy:

[12] Becker, Robert, *The Body Electric*, Morrow, New York, 1987.

[13] Cohen, S., Popp, Fritz, Biophoton emission of the human body, *Journal of Photochemistry and Photobiology B: Biology*(1997)40(2): 187-189.

[14] Meyers, Bryant, *PEMF-The Fifth Element of Health*, Balboa Press, Bloomington IN, 2013.

[15] Nordenstrom, Bjørn, *Biologically Closed Electric Circuits*, Nordic Medical Publications, Stockholm, 1983.

[16] Oldfield, Harry and Coghill Roger, *The Dark Side of the Brain*, Element Books, Longmead, Dorset, 1988.

[17] Oschman, James, *Energy Medicine: The Scientific Basis*, Churchill-Livingston, New York, 2000.

第五章

[1] Airola P. *How to Get Well*. Health Plus, Sherwood (OR), 1989.

〔2〕 Andlid TA, Veide J, *Sandberg AS. Metabolism of extracellular inositol hexaphosphate (phytate)* by Saccharomyces cerevisiae. Int J. Food Microbiology. 2004；97 (2): 157-169.

〔3〕 *Biotechnology in the Feed Industry.* Nottingham Press, UK, 1995: 257-267.

〔4〕 DeCava JA. *The Real Truth about Vitamins & Antioxidants.* A Printery, Centerfield(MA), 1997.

〔5〕 Ensminger AH, Ensminger ME, Konlade JE, Robson JRK. *Food & Nutrition Encyclopedia,* 2nd ed. CRC Press, New York, 1993.

〔6〕 Farrell PA, Roberts RJ. *Vitamin E. In Modern Nutrition in Health and Disease,* 8th ed. Lea & Febiger, Phil., 1994:326-358.

〔7〕 Ha SW. *Rabbit study comparing yeast and isolated B vitamins (as described in Murray RP. Natural vs. Synthetic.* Mark R. Anderson, 1995, p:A3). Ann Rev Physiol, 1941；3:259-282.

〔8〕 Hamet P, et al. *The evaluation of the scientific evidence for a relationship between calcium and hypertension.* J Nutr, 1995；125:311S-400S.

〔9〕 King JC, Cousins RJ. Zinc. *In Modern Nutrition in Health and Disease,* 10 th ed. Lipponcott Williams & Wilkins, Phil., 2005:271-285.

〔10〕 Lucock M. *Is folic acid the ultimate functional food component for disease prevention ?* BMJ, 2004；328:211-214.

〔11〕 Olson JA. *Vitamin A, retinoids, and carotenoids. In Modern Nutrition in Health and Disease,* 8th ed. Lea & Febiger, Phil., 1994:287-307.

〔12〕 Olson R.E. *Vitamin K. In Modern Nutrition in Health and Nutrition,* 9th ed. Williams & Wilkins, Balt., 1999: 363-380.

〔13〕 Olson R.E. *Vitamin K. In Modern Nutrition in Health and Nutrition,* 9th ed. Williams & Wilkins, Balt., 1999: 363-380.

[14] Ross A.C. *Vitamin A and Carotenoids. In Modern Nutrition in Health and Disease*, 10th ed. Lippincott William & Wilkins, Phil, 2005: 351-375.

[15] Schumann K, et al. *Bioavailability of oral vitamins, minerals, and trace minerals in perspective.* Arzneimittelforshcung, 1997；47(4):369-380.

[16] The United States Pharmacopeial Convention. *USAN and USP Dictionary of Drug Names.* Mack Printing, Easton(PA), 1986.

[17] Thiel R. *Vitamin D, rickets, and mainstream experts.* Int J Naturopathy, 2003；2(1).

[18] Thiel R. *Natural vitamins may be superior to synthetic ones.* Med Hypo.2000；55(6):461-469.

[19] Traber MG. *Vitamin E. In Modern Nutrition in Health and Disease*, 9th ed. Williams & Wilkins, 1999:347-362.

[20] Turnland JR. *Bioavailability of dietary minerals to humans: the stable isotope approach.* Crit Rev Food Sci Nutr, 1991；30(4)；387-396.

[21] Traber MG, Elsner A, Brigelius-Flohe R. *Synthetic as compared with natural vitamin E is preferentially excreted as alpha-CEHC in human urine: studies using deuterated alpha-tocopherol acetates.* FEBS Letters, 1998；437:145-148.

[22] Whitney EN, Hamilton EMN. *Understanding Nutrition*, 4th ed. West Publishing, New York, 1987.

[23] Williams D. *ORAC values for fruits and vegetables.* Alternatives, 1999；7(22): 171.

[24] William & Wilkins, Phil, 2005: 248-270.

[25] Wood R.J., Ronnenberg A.G. *Iron. In Modern Nutrition in Health and Disease*, 10th ed. Lippincott.

[26] 倪世美 . 中医食疗学。北京：中国中医药出版社，2009.

[27] 路新国 . 中医饮食保健学 . 北京：中国纺织出版社，2008.

[28] 张湖德 .《黄帝内经》饮食养生宝典 . 北京：人民军医出版社，2003.

[29] 广州中医药大学《中医饮食调补学》编委会 . 中医饮食调补学 . 广州：广东科技出版社，2001.

[30] 王绪前 . 中医食疗学，武汉：湖北科学技术出版社，2008.

[31] 谭唱，赵宇栋 . 中医食疗与现代营养的比较研究 [J] . 中国医药指南，2011.

[32]《黄帝内经·灵枢》. 山西科学技术出版社 . 山西 . 第 1 版 . 2011.

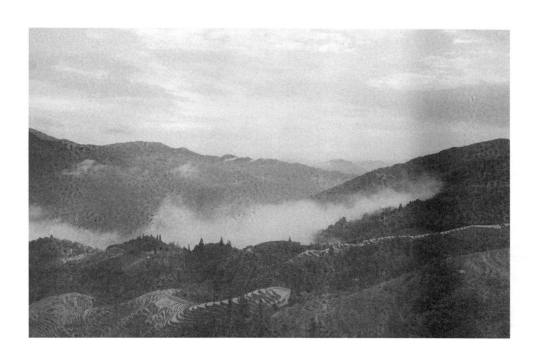

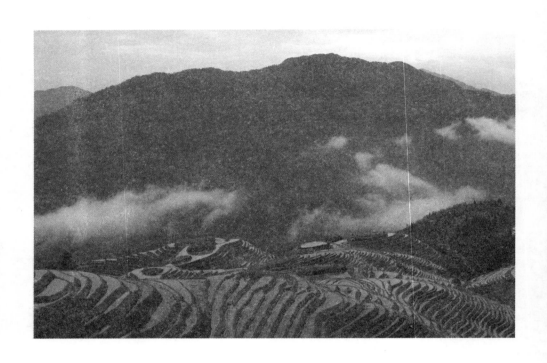